JN214777

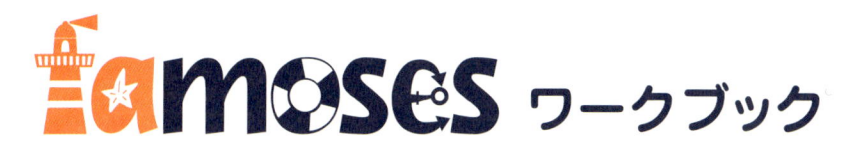

famoses ワークブック

親と家族のためのてんかん学習プログラム

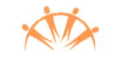

*fa***moses** - 原書：

著者：Ulrich Bettendorf, Heilwig Fischbach, Anne Hauser, Gerd Heinen, Karin Jakob, Petra Klein, Gerhard Kluger, Gisela v. Ondarza, Margarete Pfäfflin, Daniela v. Pfeil, Dagmar Rahn, Susanne Rinnert, Rita Winter, Irene Treiblmaier, Gabriele Wohlrab

協力：Almut Maria Pingel, Marlies Frantz, Birgit Lambers, Rupprecht Thorbecke, Helga Rühling (†)

イラスト：Thomas Meilhammer

出版：proWerk Servicecenter Druck, Bielefeld
© Bethel-Verlag Bielefeld 2015, 第2版（第1版は2005年）ISBN 978-3-935972-47-5

支援：Prof. Dr. Peter & Jytte Wolf　てんかん財団（ビーレフェルト）

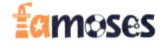

日本語版

監修：MOSES企画委員会（日本てんかん学会、日本てんかん協会）
翻訳：井上有史、西田拓司、山﨑美鈴
デザイン・イラスト・装丁：髙橋 輝

🍀 まえがき

　「家族のためのてんかん学習プログラム（modulares Schulungsprogramm Epilepsie für Familien: famoses）」は、てんかんのある子どものためのプログラムと、その親と家族のためのプログラムの二つのパートから成ります。

　このワークブックは、親と家族のためのプログラムで学習し議論した内容に対して、さらに深く取り組むのを助けるために作られました。ワークブックを一人で学習することはもちろん可能です。しかし、プログラムに参加することには、単に情報を得るのみでなく、グループで議論し、お互いの経験を話し合うことができるという大きな利点があります。プログラムの進行は双方向的であって、親や家族が、それぞれの知識と経験を持ち込めるように構成されています。親と家族のプログラムは6つのコースからなり、それぞれに固有のテーマが与えられています。その詳細および famoses の成り立ちは、第1章に詳しく述べています。

　一方、てんかんのある子どものための学習プログラムは、7つのコースから成り立っています。子どものためのワークブックがあり、学習の進行に沿って作られています。子どものプログラム（対象年齢およそ8〜12歳）では、子どもたちはバーチャルな航海に出ていきます。子どもたちはさまざまな島に向かい、てんかんに関する多くの事柄を遊びながら発見して行きます。例えば、宝の島ではてんかんとは何かを探り、火山の島では発作でどのようなことが起きるのかを知り、休暇の島では他の人にどのようにてんかんを説明するかを学んでいきます。旅が終わって、子どもたちは船長免許証を手に入れます。親と家族のワークブックでは、この子どものプログラムとの関連性が、図や文章でその都度示されています。

　本プログラムの目的は、知識や情報を提供するだけではなく、家族が日常のなかで病気と向き合うことを助け、困難に直面した時にも適切に対処できるよう支援することにあります。子どもが子どものための学習プログラムに参加しない親や家族も、親と家族のためのプログラムには参加することができます。

　famoses は、長年の成果が認められている MOSES 学習プログラム（てんかんのある大人のためのてんかん学習プログラム）を手本に、学際的なグループが時間をかけて作り上げたものです。この間、多くの経験を重ね、また学術的にも検証されています。

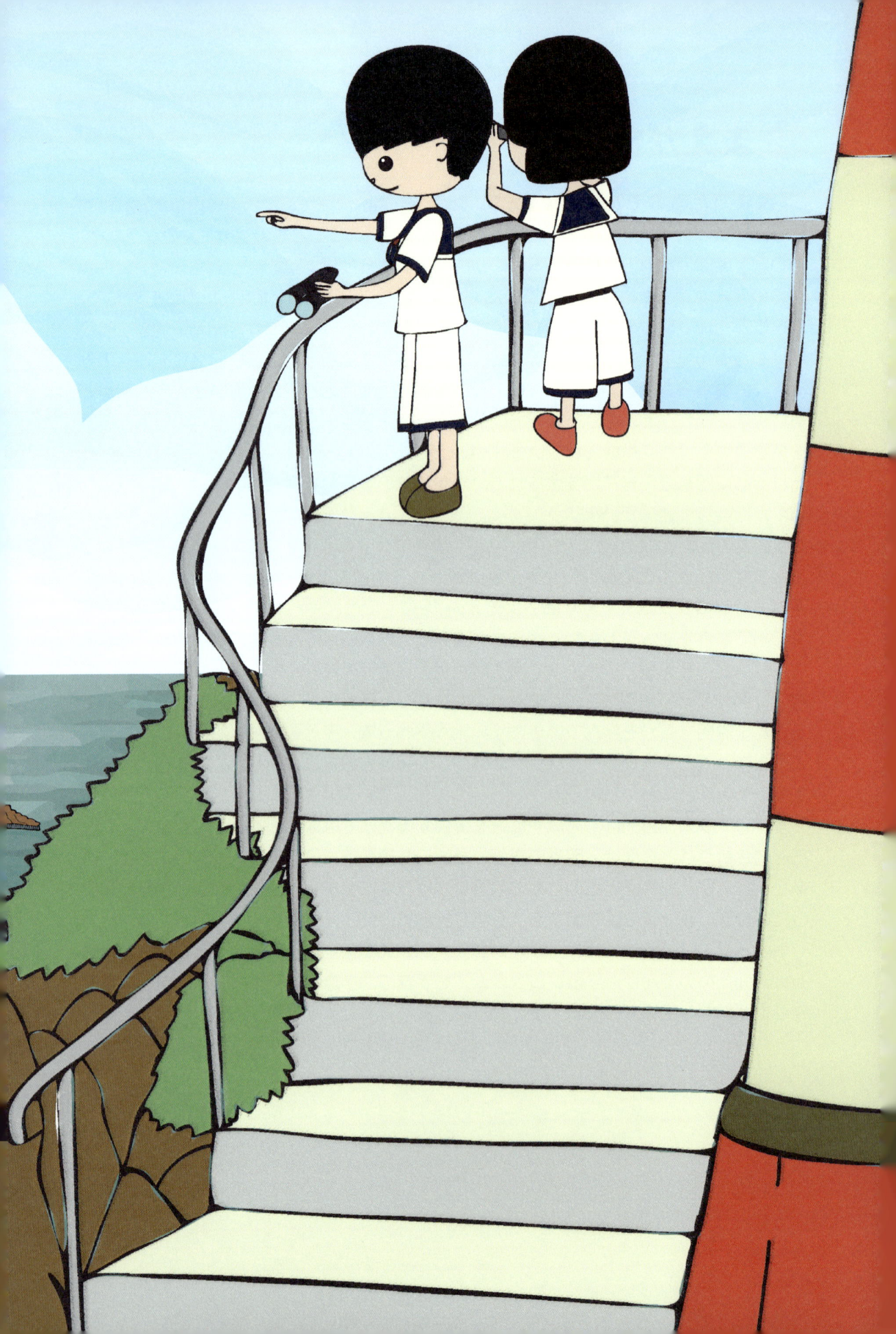

目　次

第1章：出会い

－てんかんについての思いと感情－

1. famosesの紹介

famoses：双方向的なプログラム

famosesの内容 ― 各章の紹介

学習の可能性と限界

2.「てんかんとともに生きる」へのアプローチ

てんかんというテーマに対する考え方と感情

つらい感情と向き合うときに役立つものは？

病気の克服への道

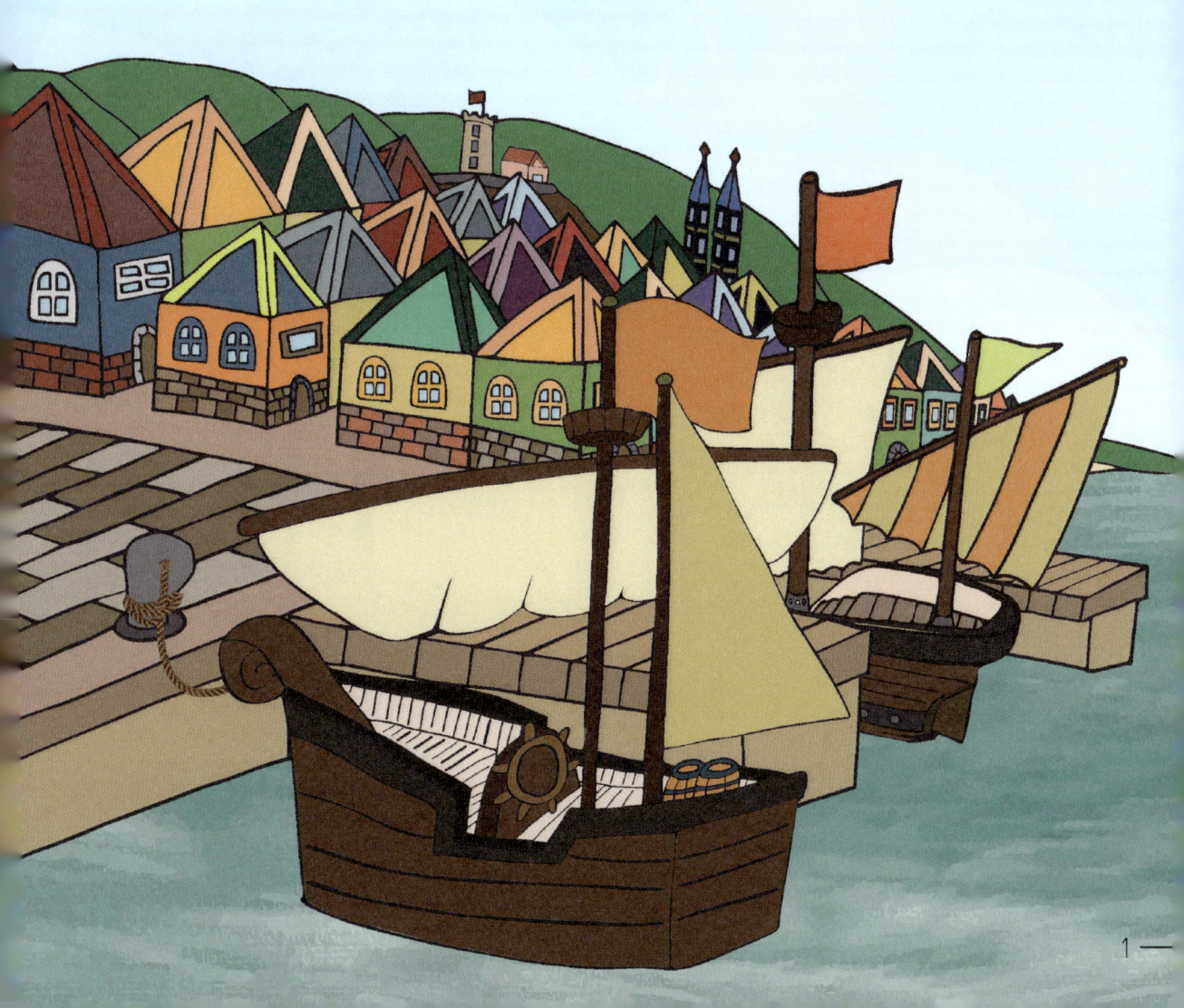

この章では、子どもたちが港で出会う

子どもたちは、このプログラムが船旅のように作られ
ていること、旅の中でさまざまな島を訪れることを聞
かされます。それぞれの島で、てんかんについて新し
い何かを発見し、学ぶことになります。

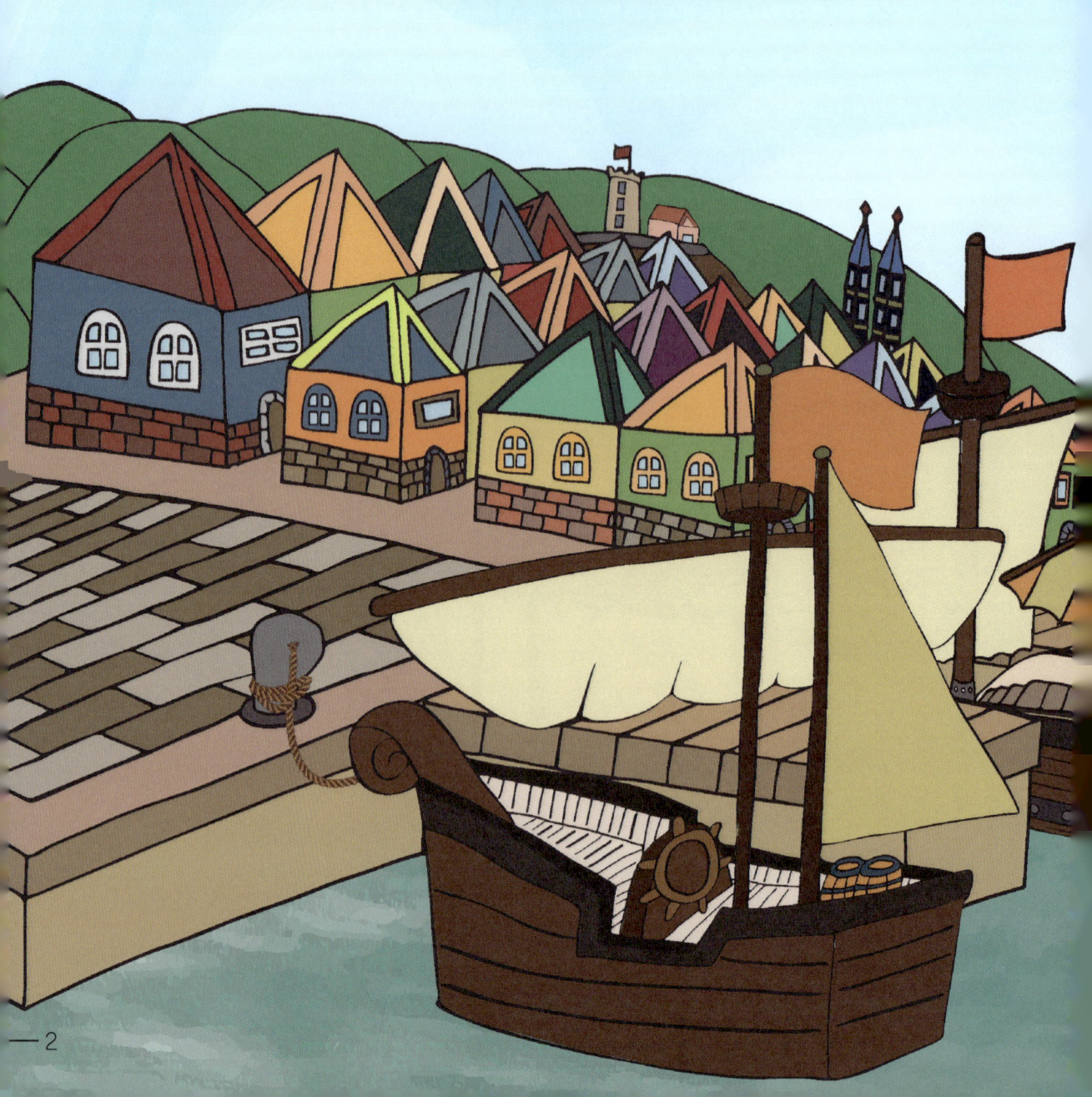

この章で取り扱うのは、

famosesの成り立ち
コースの内容
子どものてんかんを通じて親が体験する思いと感情
病気の克服への道

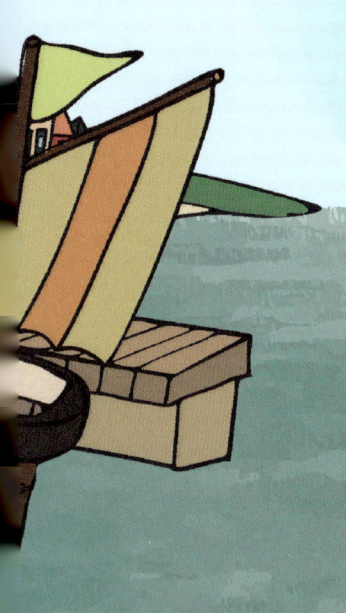

1 famosesの紹介

てんかんというテーマの学習に、どうしてこの名前が付けられたのか？

てんかんの学習プログラムMOSES（モーゼス）は1998年に作られました。

MOSESプログラムは、てんかんのある大人に向けたものです。MOSES学習に参加した人では、特にてんかんに関する知識が増え、病気をよりよく克服できるようになったという成果が得られています。これを受けて、医師、心理師、教育に関わるドイツとスイスのグループが、家族のために同様のプログラムを作ることを2002年に始めたのです。

すでにあるプログラムを土台にして、家族のためのプログラムが出来上がりました。これがfamoses（ファモーゼス）です。

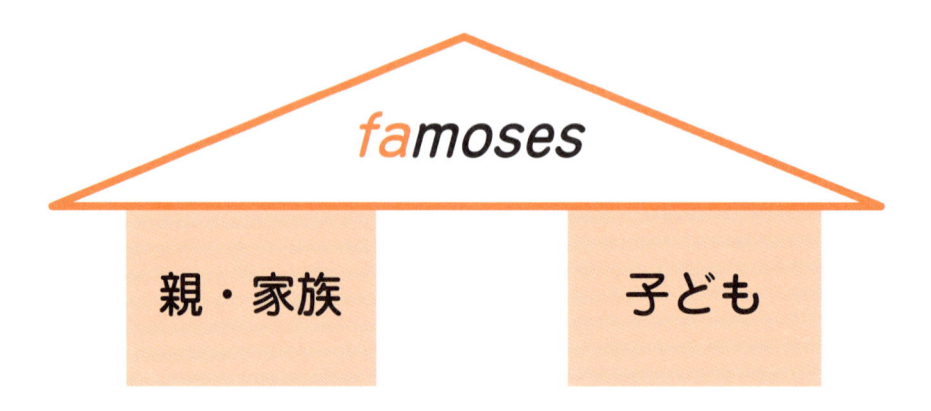

famosesは、親と家族のプログラムと子どものプログラムから成ります。親・家族と子どものさまざまな情報の求めに正しく応じられるよう作られました。

■ famoses：双方向的なプログラム

アインシュタインは、こう言いました。「知識を交換すること、このことだけが進歩をもたらす。」

このことを、てんかんの治療に応用してみましょう。

子ども、家族、医師、そしてその他の専門職との共同作業、それによって知識の交換を相互に行うことが治療の成功のための大切な前提である、ということになります。

親は、経験知というかけがえのない宝物をもっています（子どもの行動や発達に関する情報、あるいは日常での発作の観察）。一方、医師は、専門知識（学習、研修、同僚とのてんかんの治療についての経験の交換）により治療を行います。

医師は、てんかんについての知識に基づいて、てんかんのある子どもやその親の経験と向き合います。一般的な専門知識が、個々の場合でも役立つかどうかを検証していくのです。

もし役立つならば、理論が実践によって証明されたことになります。もし役立たなければ、実践にふさわしくなるように、さらに理論が練られなければならないことになります。

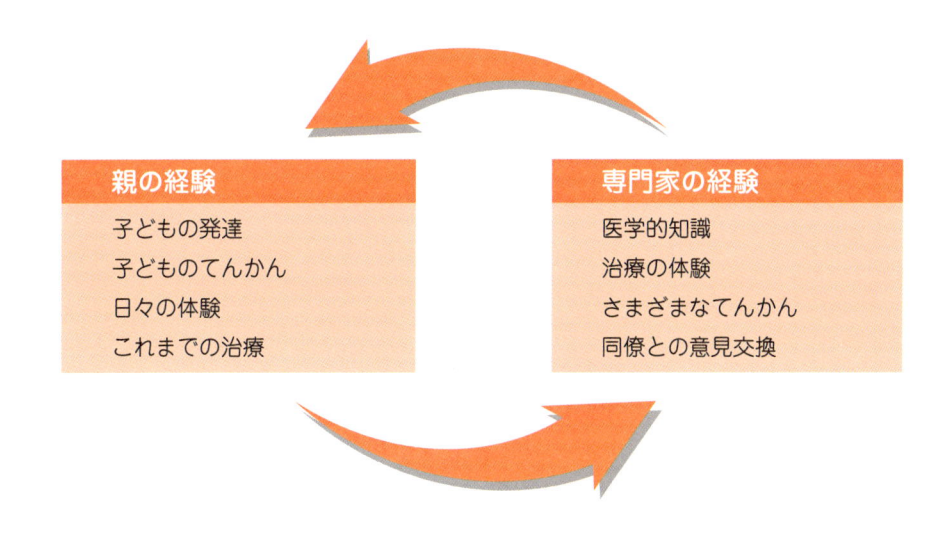

親の経験	専門家の経験
子どもの発達	医学的知識
子どものてんかん	治療の体験
日々の体験	さまざまなてんかん
これまでの治療	同僚との意見交換

このようにして、てんかんの治療コンセプトがさらに展開していきます。

知識の交換が進歩の基盤になるという基本原則は、この学習プログラムの成果に関しても当てはまります。

つまり、famosesは双方向的であるということです。

プログラムの指導者が一方向的な講義によって知識を伝えるのではなく、内容に関して共に取り組んでいくことが前提となります。この方法は特に実りが多く、満足を伴うことが示されています。

■ famosesの内容：各章の紹介

　この灯台で、famoses学習プログラムの章（コース）を紹介します。灯台の絵は子どもの
プログラムに登場するものです。学習プログラムのなかで、子どもたちは船旅に出ます。さ
まざまな島を回り、そこでてんかんについて学んでいきます。最後にたどり着くのが灯台で、
そこからは、旅のルートやてんかんというテーマについて見渡すことができます。

「出会い」の章は、プログラムの展望を含みます。最初のテーマとして、
子どもがてんかんという病気をもつようになったことに関する思いや
感情を取り上げます。

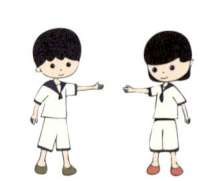

「基礎知識」の章では、てんかんについての基礎的な情報を扱います。
テーマは、例えば「さまざまな発作型」、「発作のときの行動」などです。

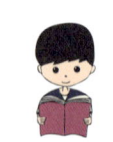

「診断」の章では、てんかんを認識するのに不可欠な情報をいかに集め
るかを扱います。さらに、医学的な検査の可能性と限界についても言
及します。

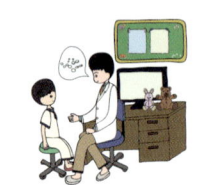

「治療」の章では、てんかんのさまざまな治療法について展望します。
とりわけ、薬物による治療を詳しく取り扱います。てんかんのある人
に対する治療の多くが薬物によってなされるからです。治療の可能性
とリスクについても触れます。

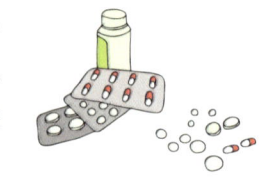

「予後と発達」の章では、いろいろなてんかんがどのような経過をとる
のか、子どもの発達にどのような影響を及ぼしうるのかについて扱い
ます。

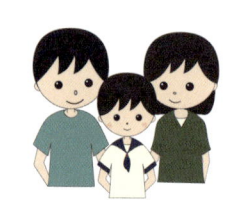

「てんかんとともに生きる」の章では、家庭の中で病気をよりよく理解
し、克服することに、このプログラムで学習した知識がどのように役
立つかを取り上げます。家庭で一緒に生活すること、発達への病気の
ネガティブな影響をいかに避けることができるかということを考察し
ていきます。また、家庭外での生活におけるてんかんの影響も考えます。
例えば、てんかんについてどのように話すことができるかは、重要な
ポイントの一つです。

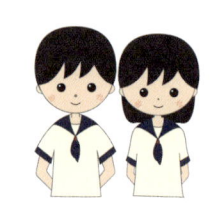

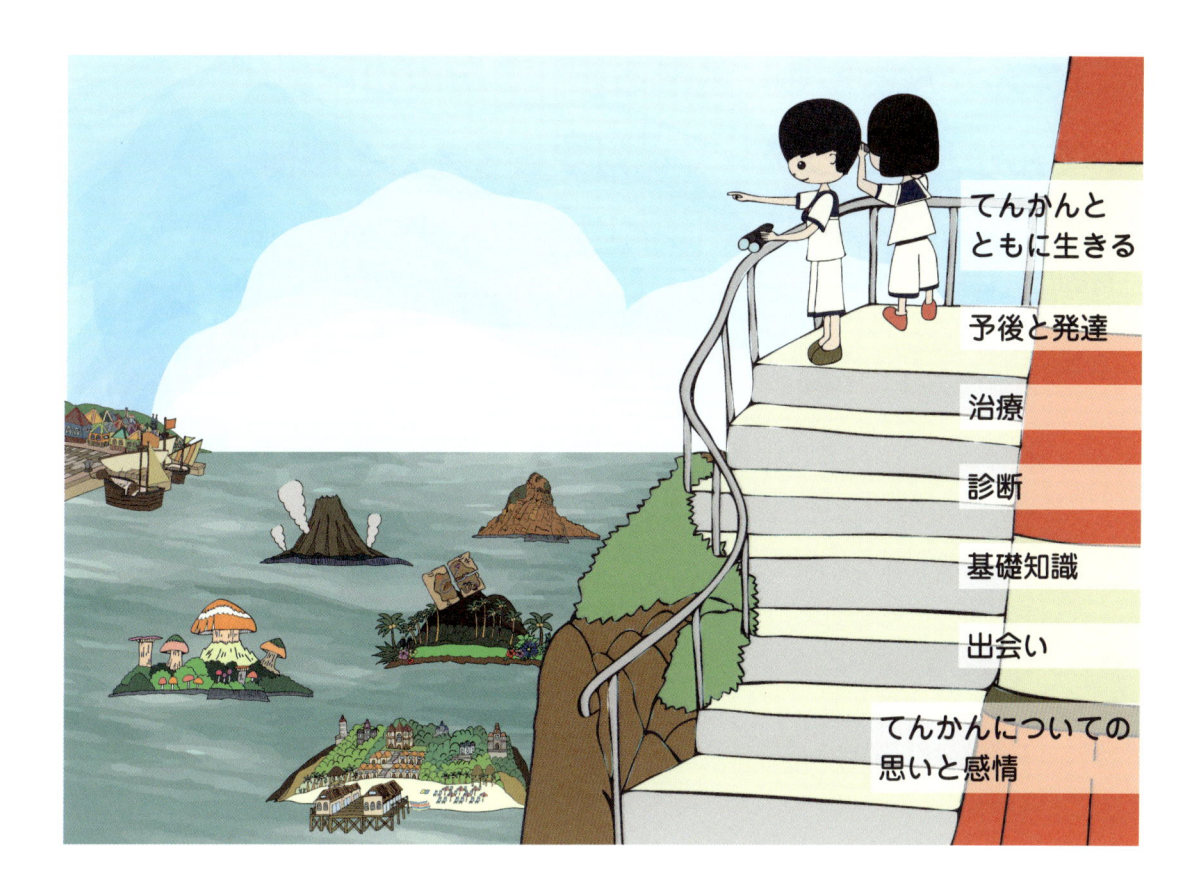

てんかんと
ともに生きる

予後と発達

治療

診断

基礎知識

出会い

てんかんについての
思いと感情

■ 学習の可能性と限界

学習で得られること、得られないこと

☐ 学習により医師との面談がしやすくなる。しかし、面談の代わりにはならない。

☐ コースのなかにてんかんの診断についての説明がある。しかし、個別の診断はできない。

☐ プログラムは治療の可能性を教えてくれる。しかし、個別の治療法を提供するものではない。

☐ プログラムは家庭状況における問題点を理解しやすくしてくれる。しかし、家庭状況をすぐに変えるものではない。

2 「てんかんとともに生きる」へのアプローチ

■ てんかんというテーマに対する考え方と感情

子どもがてんかんを発症すると、親にはさまざまな思い、感情が生じます。
最初にあらわれることが多いのは、不安です。

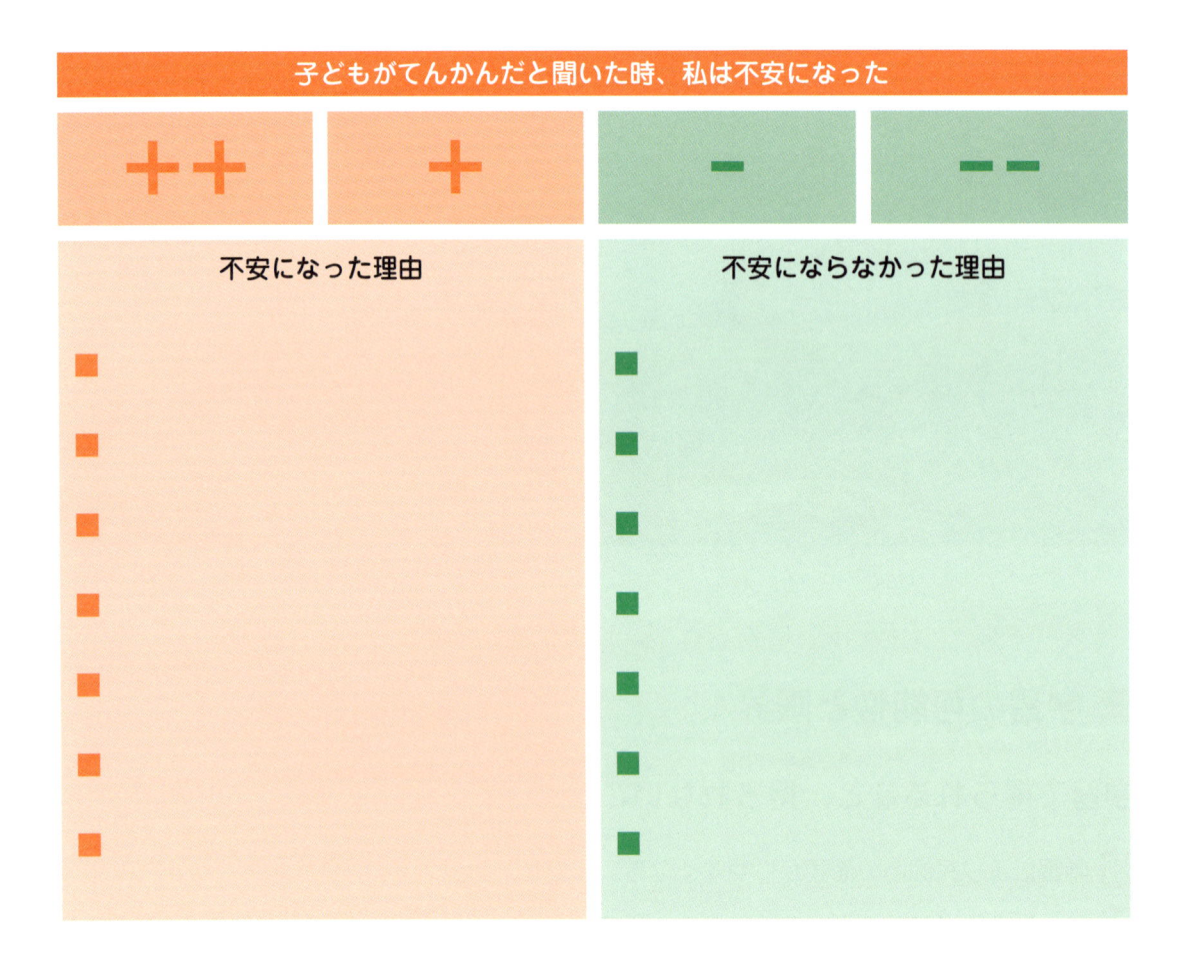

子どもがてんかんだと聞いた時、私は不安になった

++ + − − −

不安になった理由 　　　　不安にならなかった理由

　子どもがてんかんになったとき、多くの親はショックを受けます。子どもの健康が突然に失われてしまったということは、当然のことながら、親に根源的な不確実感をもたらします。とりわけ初めてみる大発作は、生命を脅かすものとして経験されます。発作がまた起こるのではないかという不安が、家族に長く続くことがあります。

　病気の更なる経過によって、親はさまざまなつらい思いや感情を経験することになります。悲しみ、孤独、無力さ、重圧、さらには抗議や怒りも、正常な感情です。子どものてんかんに責任があるのではないかと考え、罪悪感が親に生じることもあります。

　これらのネガティブな感情の一方、ポジティブな感情が生じることもあります。親が自力で解決法を見つけ、困難な状況に対処する能力を見いだすこともあるからです。

状況を改善するために、どのような良い解決法がありましたか？

_____

_____

_____

_____

_____

_____

■ つらい感情にどのような対処法が役立つでしょうか？

☐ 家族や友人と話す。

☐ 感情を表現する（描く、奏でる、書く…）。

☐ 自助グループを訪ねる。

☐ 怒りや憤りに代わることをする（スポーツ、庭いじり、など）。

☐ 自分自身に対して何か良いこと、元気になることをする。

☐ 他の人の体験談を読む。

☐ 助言を求め、一緒に行動できる人を探し、情報を集める。

☐ 人生の良いことを忘れない。

☐ 気持ちを落ち着かせる、祈る、瞑想する。

■ 病気の克服への道

　病気と診断されるといった深刻なことが身の周りに起きると、心の均衡が保てなくなってしまいます。全てがこれまでのようにはいかず、あらゆる考えが重い出来事として堂々巡りしてしまうのです。しかし同時に、くじけずに危機から抜け出す道を見つけようとする力が動員されます。これには時間が必要で、その道のりは人それぞれに異なります。

　病気を克服するのに、すべての人に正しく当てはまる適切な道があるわけではありません。しかし、身体の傷がなおる時のような、ある種の自然な治癒過程に似た経過を、多くの人がたどることが知られています。

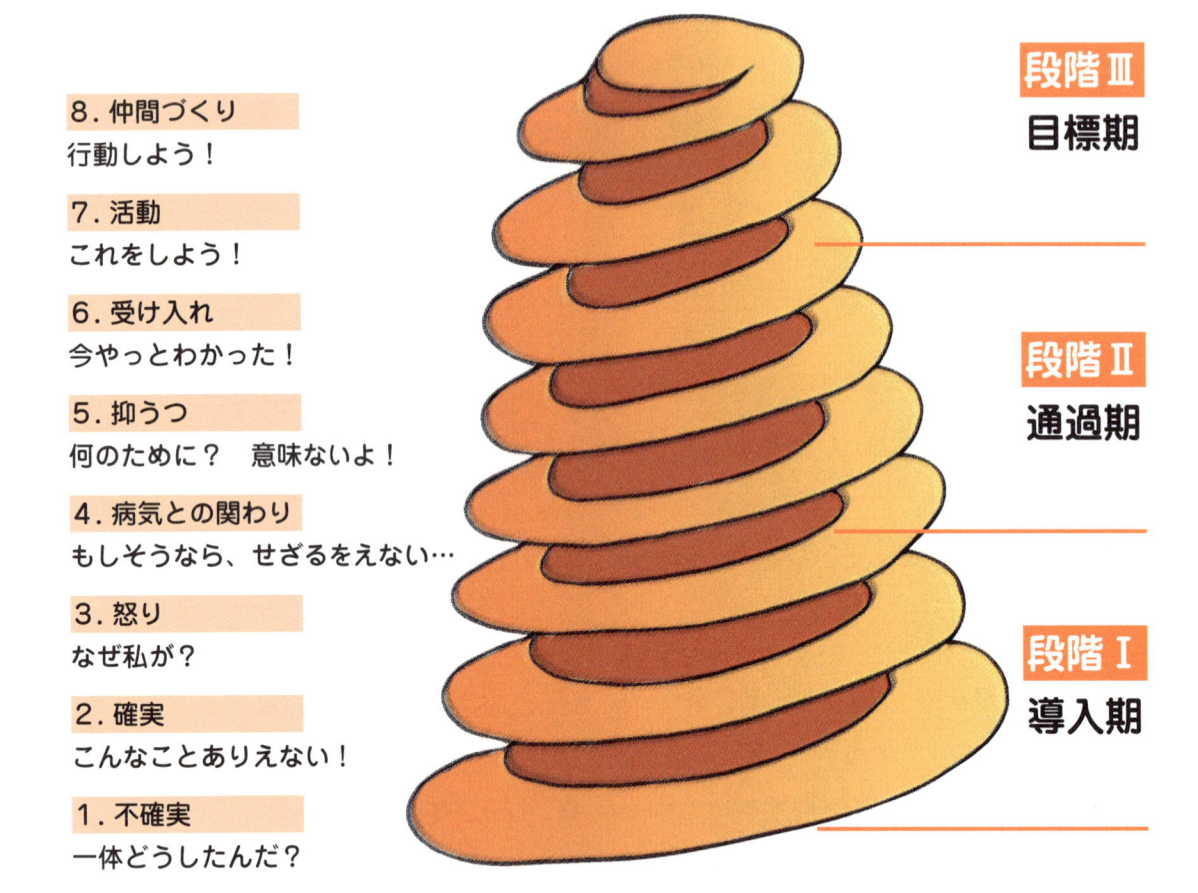

8. 仲間づくり
行動しよう！

7. 活動
これをしよう！

6. 受け入れ
今やっとわかった！

5. 抑うつ
何のために？　意味ないよ！

4. 病気との関わり
もしそうなら、せざるをえない…

3. 怒り
なぜ私が？

2. 確実
こんなことありえない！

1. 不確実
一体どうしたんだ？

段階Ⅲ
目標期

段階Ⅱ
通過期

段階Ⅰ
導入期

　このらせん状の絵が表しているのは、個々の段階の間に、はっきりとした境界があるわけではないということです。むしろ、それらは互いになめらかに移行し、また並行したり、繰り返すこともあるのです。

　ここで、これらの段階を詳しく紹介しましょう。いくつかの箇所では自分自身の体験を再認するかもしれません。

　てんかんの診断に最初に向き合ったとき、現実ではないという感情が親にはしばしば生じます。まだすべては**不確実**だ、きっと間違いに違いない、いずれ本当のことが明らかになるだろう、と考えます。一種のショック状態に陥り、状況を受け入れることが困難になります。

　しかし遅かれ早かれ**確実さ**が増し、もはや診断を否認できなくなってきます。そして、原因を探り、説明を求めようとします。「誰のせいなんだ！」「どうして、自分の子なんだ！」と、答えのない疑問に取りつかれます。

　この心的な危機状態から、しばしば**怒りと攻撃**の感情が増してきます。これは理解可能な反応であり、これまでの「自分は何もできなかった」から一歩抜け出ることに役立つ、意義のある反応でもあるのです。周囲の人には、理解と忍耐が求められます。

　よりよい対処法を求めることに多くのエネルギーが投入されます。しかしあらゆる努力にもかかわらず望むべき成果が得られなかった場合には、**打ちひしがれ、あきらめ**を伴う悲哀の段階が生じます。この時期には、支えと理解が必要であり、親同士が集い、家族や友人の輪の中に助けを見出すのが望ましいとされます。

　悲哀の時期は、多くの非現実的な希望と決別するのに役立ち、現実の状況をイメージする確実さが増していきます。親は次第に子どもの**病気の受容**へと向かっていくのです。小さな歩みと日々の安息に、次第に価値を置くようになります。新しいエネルギーを得て新たな行動の可能性を見つけ、更なる危機に対してもより自信をもつようになってきます。身をゆだねるだけではなく、自分の宿命に立ち向かうという感情が育っていきます。特に、同様の問題を抱えた他の人たちと連帯する行動を経験したときに、促されます。ともに取り組むことのできる問題として共有されるからです。

　誰もが、この病気の克服過程を、それぞれの方法で歩んでいきます。個々の歩みにどれ程の時間を要するのか、どのくらい激しく体験されるのかは人それぞれです。しっかりと定まった流れがあるわけではありません。段階の移行はなめらかであり、いくつかの段階を何度も繰り返すこともあります。例えば、悲哀の段階が反復することは少なくありません。

　このような過程に結びついた感情は、重い宿命が下ったことに対する正常な反応と理解されるべきです。しかし、負荷が非常に強い場合、例えば抑うつが長く続いたり、力をあまりに過激な行動に費やしてしまう危険がある場合には、精神療法的なサポートが有効であり、また必要となります。

（シューハルト・エリカ：「どうしてこの私が？　危機を生きる」、ゲッチンゲン、2002）

☐ 親が能動的に病気にかかわることは、学習の成果を得るための前提であり、また、子どもの治療の成功の前提にもなる。

☐ 子どもがてんかんという病気になったことは、すべての親に強い情動を引き起こす。

☐ 親はしばしば自分の力で、この心の重荷に立ち向かうための援助を見出そうとする。

☐ 体験された感情、そして感情との対決を自ら認識することは、病気の克服へのプロセスを促進する。

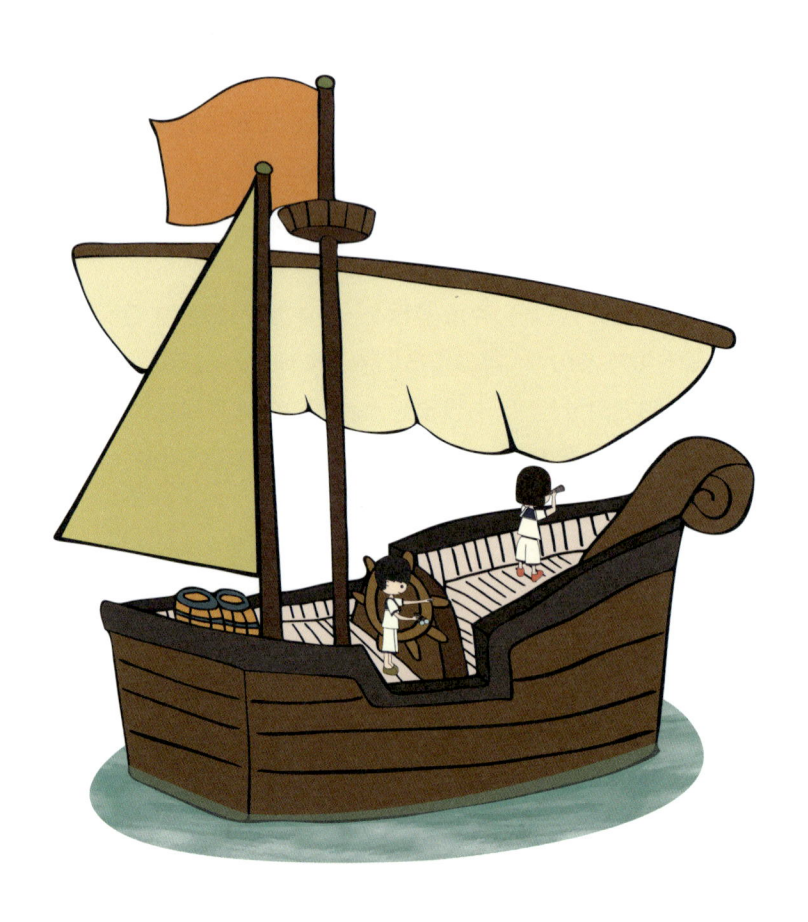

▌第2章：基礎知識

1. てんかんの頻度

2. 概念の説明：発作とてんかん

3. てんかんの原因と発作の誘因

4. てんかん発作のとき、脳に何が起きているのか？

5. さまざまなてんかん発作症状と、それらが生じるメカニズム

6. てんかん発作の分類

7. さまざまな発作型とその対応

全般発作
焦点発作

この章では、 子どもたちが火山の島を訪れます

島の真ん中に火口がある。
火山は噴火をして、火口の周りに高い山をつくった。
数千年前に活動しなくなった火山も多いが、今でも地下にマグマをもっている火山もある。
この島の人たちは、火山と一緒に生きることを知っている。
火山が活発になったときには安全なところに避難して、終わるとまたいつもの生活にもどる。
そうすれば、火山と一緒に生活することができるんだ。
てんかんの発作は、火山の爆発のようなものだ。
自分の発作についてよく知っていれば、発作が起きたときの準備ができるんだ。
脳でてんかん発作がどのように起こるのか、てんかん発作にはいろいろな原因があること、そして発作にはどのようなタイプがあるのかということを、火山の島で学ぼう。

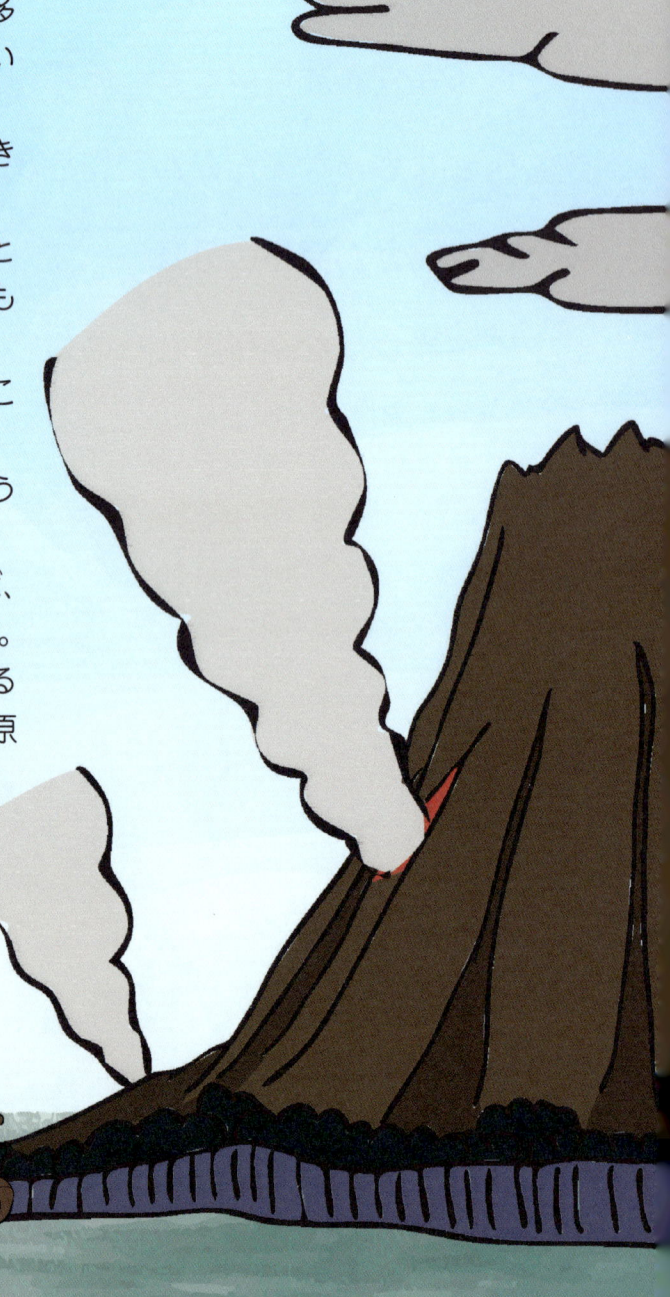

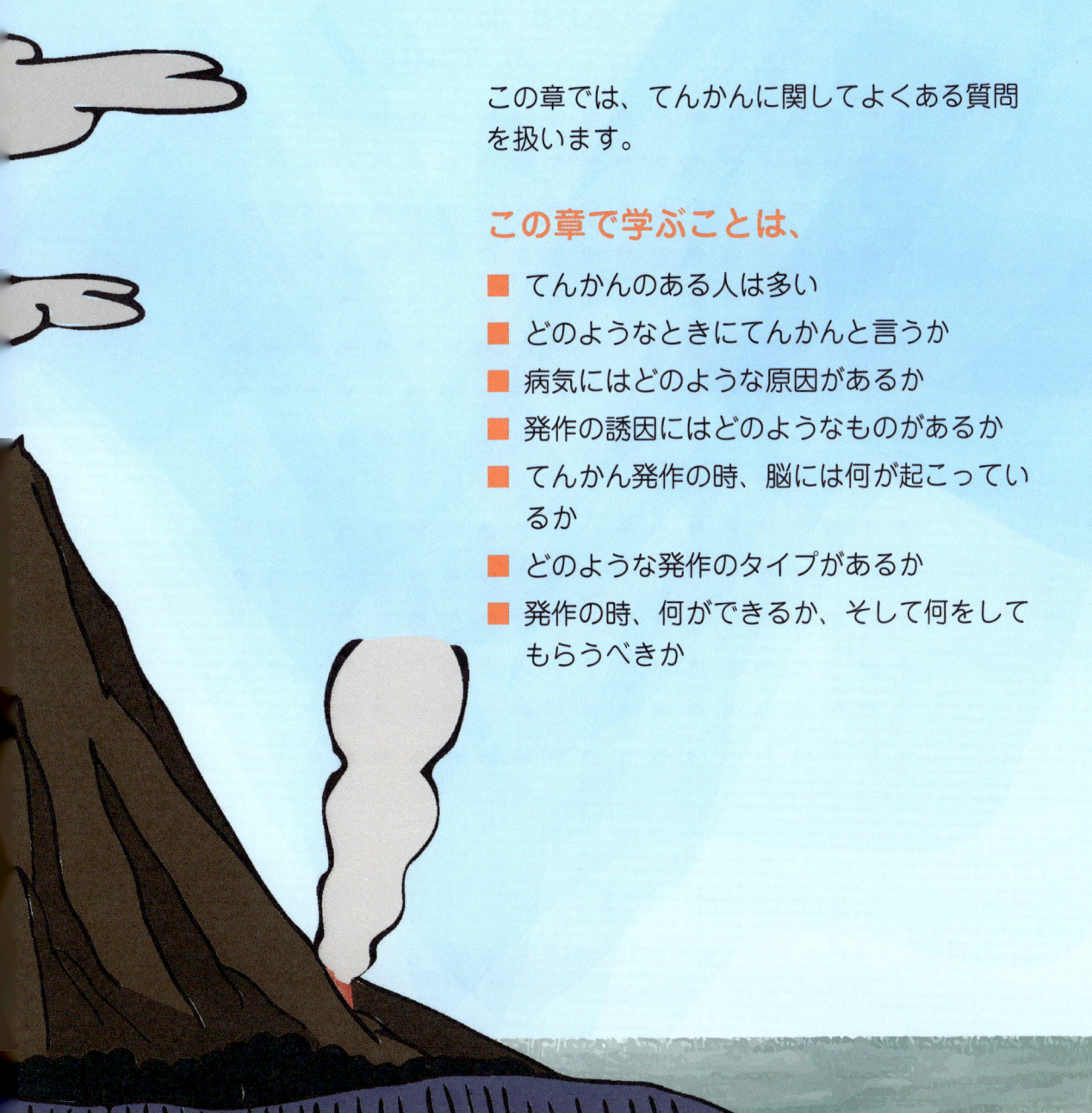

この章では、てんかんに関してよくある質問を扱います。

この章で学ぶことは、

- てんかんのある人は多い
- どのようなときにてんかんと言うか
- 病気にはどのような原因があるか
- 発作の誘因にはどのようなものがあるか
- てんかん発作の時、脳には何が起こっているか
- どのような発作のタイプがあるか
- 発作の時、何ができるか、そして何をしてもらうべきか

1 てんかんの頻度

　てんかんは、頻度の高い病気です。てんかんは、誰にでも起こり得るし、どの年齢でも、そして地球上のどの国でも起こります。てんかんは性別や人種にも関係ありません。てんかんは先天性の心疾患と同じくらい多いのですが、それほど知られていません。

てんかんのある人は多い
100人に1人はてんかんがあります

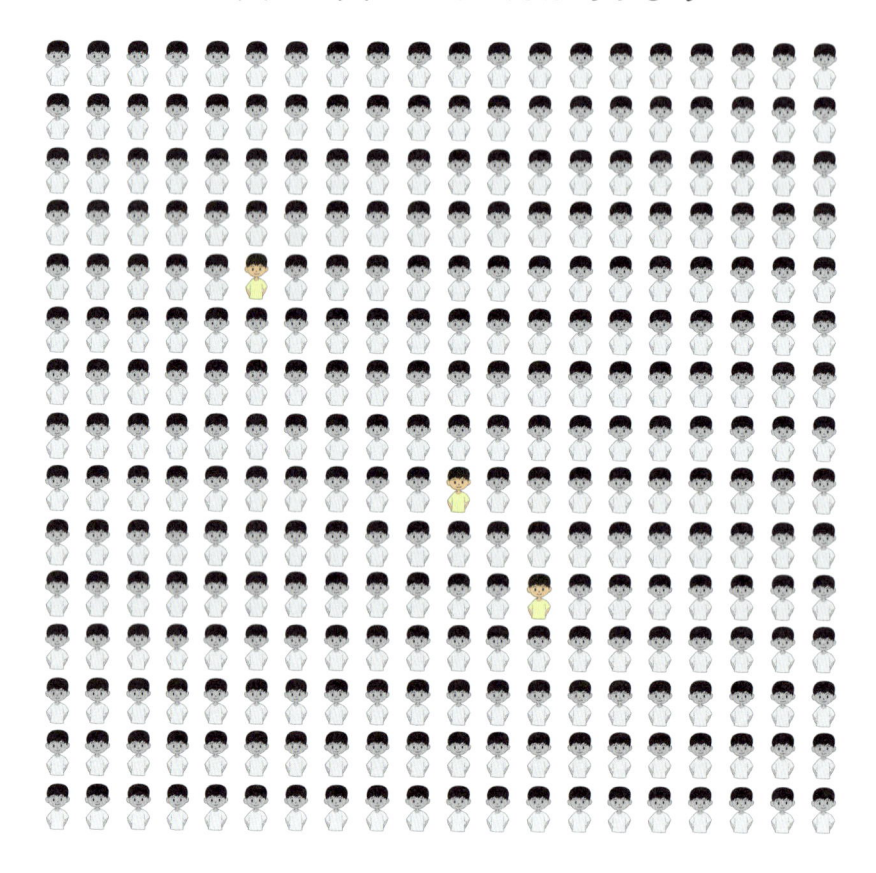

- 🟧 おおよそ0.8％から1％の人にてんかんがある。
- 🟧 約8％の人で、生涯に1度はてんかん発作がある。
- 🟧 てんかんの約半数は、子ども時代あるいは青年時代に始まる。

　この数字が表しているのは、どの学校やどの町でもてんかん発作のあった子どもがいるということ、そしてそのなかの何人かはてんかんを発症しているということです。でも、あまりこのように認識されていません。

てんかんのある有名な人

　どの時代にも、てんかんのある人はいました。6000年前に石に刻まれた法典（ハムラビ法典）に、すでにそれが示されています。聖書にも、てんかんを持つ男の子の物語が書かれています。

　医学的な背景が詳しく分かるようになるまでには、さまざまな解釈がありました。てんかんは、聖なる病気と捉えられる一方で、憑依（つきもの）の表現とも思われていました。

　大きな進歩は、てんかんが精神疾患ではなく、神経疾患に属すると認識されるようになったことです。

　てんかんは過去、そして現在の有名な人にもありました。もちろん、有名でない人にも。

紀元前470−339年に生きたギリシャの哲学者で、道徳的行為について思索した。道徳的行為とは宗教や慣習ではなく、人間の自己覚知に基づいているとした。そのため、無神論者として毒杯による死刑の判決を受けた。	ソクラテス
紀元前100−44年に生きたローマの司政官で政治家。総督としてガリア全土を制圧した。司政官としてスペインを制服し、ポンペイウスを倒した。紀元前44年の４月半ばにブルータスとカシウスの犠牲となった。	ユリウス・シーザー
1685−1759年に生きたドイツの作曲家で、多くのオペラとオラトリオ（聖譚曲）を作った。有名な器楽曲に「水上の音楽」や「王宮の花火の音楽」がある。	ゲオルグ・フリードリッヒ・ヘンデル
1821年から1881年に生きた有名なロシアの作家で、多くの小説を書いた。作品の重要な人物にはてんかんがある（例えば、小説「白痴」のムイシュキン公爵）。彼自身の発作の体験が、小説や物語のなかに描写されている。	フョードル・ドストエフスキー
神経科医のハインリッヒ・ホフマンが1847年に執筆した有名な童話〈もじゃもじゃピーター〉のなかで描かれた子ども。子どもは学校に行く道で発作を起こし、川に落ちた。びっしょりになって、魚に笑われた。	「うわの空のハンス」
有名な自転車競技者。トレーナーが発作を目撃し、アメリカのオリンピック選手権から締め出された。このためフランスのチームに籍を置き、1991年にロードレース選手権で世界王者となり、1994年にはトラックレース世界選手権で優勝、1996年のオリンピックでは銀メダルを獲得した。	マリオン・クリニェ

2 概念の説明：発作とてんかん

てんかん発作とてんかんが違うのは：

■ てんかん発作は、脳の機能が短時間障害された症状である。

■ てんかん発作は、てんかんという病気の症状であるとは限らない。

■ 高熱、強度の疲労、頭部の外傷などの強い刺激に、脳は発作というかたちで反応することがある。

■ 明らかな誘因があって初めて発作が生じた場合、まずは機会発作といわれる。

■ 発作が反復して現れる場合、てんかんという。

てんかんは、非常にさまざまな病像を呈します。

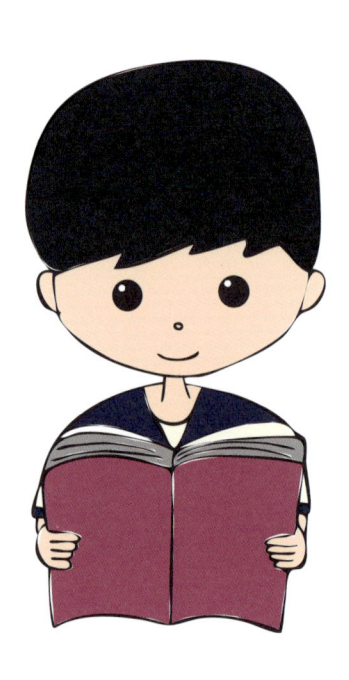

3 てんかんの原因と発作の誘因

　てんかんの原因とは、てんかんの背景の事です。つまり、どうしてその人がてんかんを持つようになったかということに関わるものです。

　それに対して、誘因とは、個々の発作を引き起こす要因のことです。

　病気の発症年齢に応じて、原因はさまざまです。

　子ども時代には、脳の発達の障害、代謝の異常、脳の外傷、出生時の合併症（例：酸素欠乏）、脳髄膜炎などが重要になります。

　青年、成人前期では、事故や脳腫瘍が背景になります。

　成人や高齢者では、血管障害や脳卒中、あるいは脳の変性疾患が重要な原因です。

　しかし、てんかんの原因が不明なことも多くあります。

　また、遺伝がてんかんの原因になることもあります。これまで、遺伝子の関与が明らかなてんかんは非常に限られていました。しかしその知識は増加しています。ある人がてんかんをもつようになるかどうかということに関しては、遺伝素因がさまざまに解釈されています。下の図で、てんかんをもつようになるかどうかという点での遺伝素因の役割がいかに多様であるかがわかります。

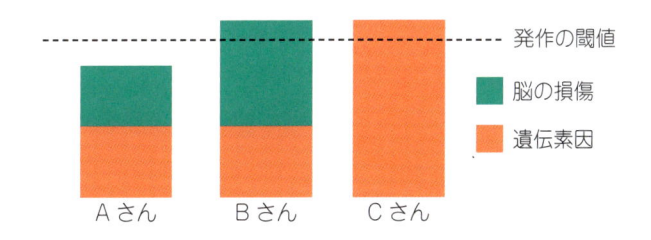

　てんかんの遺伝的傾向だけでは、必ずしも実際の発症にはつながりません：Aさん、Bさん
　この素因が非常に強いとき、てんかんが生じます：Cさん
　素因がそれほどでもないときには、さらに脳の損傷が加わると発作の閾値を超え、てんかんが生じます：Bさん
　素因がある程度あり、脳の損傷が加わっても、てんかんが生じない人もいます：Aさん
　つまり遺伝的素因は、自動的にてんかんを生じさせるものではないのです。

てんかんのある人にもない人にも、発作を誘発する因子がある

　これらはてんかんの原因ではなくて、発作を発症しやすくする、あるいは発作を引き起こすものです。このような発作の誘発因子は、非常にさまざまです。また、それに対する感受性も一人ひとり多様です。

　ときには、個々の発作誘発因子を見つけ出して、発作を避けたり弱めたりするのに使うことができます（「治療」の章の、発作コントロールの方法を参照）。

　発作誘発因子の例には、睡眠不足、発熱、中毒、ストレス・喜び、点滅光、忘薬、不安・葛藤、月経などがあります。

発作の誘発因子では、

■　多くの場合、さまざまな要因が都合悪く重なって発作につながる。

■　発作の誘発因子は、人によって違う。

■　誘発因子の全てが発作に影響するとは限らない。

■　発作の誘発因子を明らかにするためには、系統的な観察が必要である。

■　明らかな誘因だけを避けるべきである（「可能な限り制約を少なくする」という原則）。

4 てんかん発作のとき、脳に何が起きているのか？

てんかん発作は脳で起こる

　てんかん発作は、突然で、一過性の脳の機能障害です。それは、多くの神経細胞の同時的な放電によって引き起こされます。これにより、焦点となっている脳の部分の情報伝達が影響を受け、あるいは一時的に障害されます。

　この様子をもう少し詳しく説明してみましょう：

　脳は、私たちの身体を制御する中枢です。ここで、例えば感覚、運動、言語、感情などが制御されています。脳は神経を介して全ての身体部分とつながっていて、私たちの神経系は広く枝分かれをした情報システムなのです。

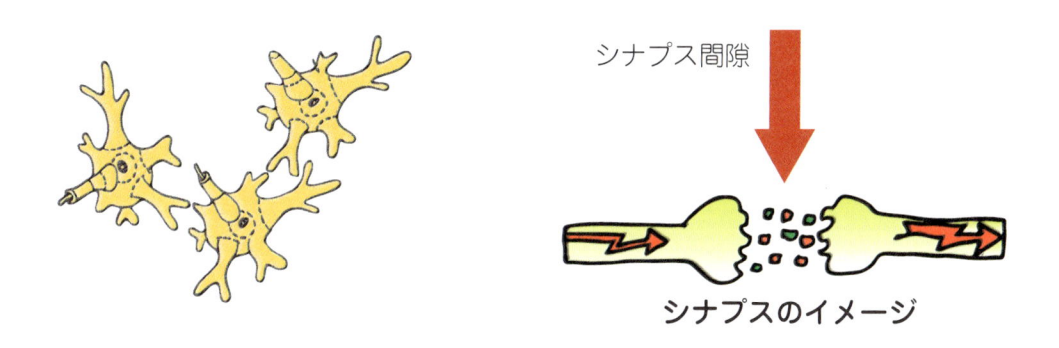

シナプス間隙

シナプスのイメージ

　何億もの神経細胞は、精密に調律されたパターンにしたがって協調していて、通常は細胞の興奮と抑制の均衡を保っています。神経細胞間では、電気的インパルスを通して情報が順送りされていきます。神経突起の結合部位には、小さな間隙（シナプス）があります。この間隙では、情報は伝達物質によって伝えられます。この伝達物質は神経伝達物質と呼ばれます。

　通常なら、神経細胞は短い電気信号（正確には活動電位）しか生じません。てんかん発作は、神経細胞に発生する特別に強い活動に由来します（図の「てんかん性活動」の赤部分）。なぜてんかん性活動が強い電位を生み出し始めるのかは、部分的にしかわかっていません。

　この強い活動が多くの細胞で同時に現れると、発作になります。その間、脳の該当領域の情報伝達は影響を受け、あるいは一時的に妨げられます。大きな神経細胞の集団あるいは脳全体の同時的な興奮が、発作の特徴なのです。

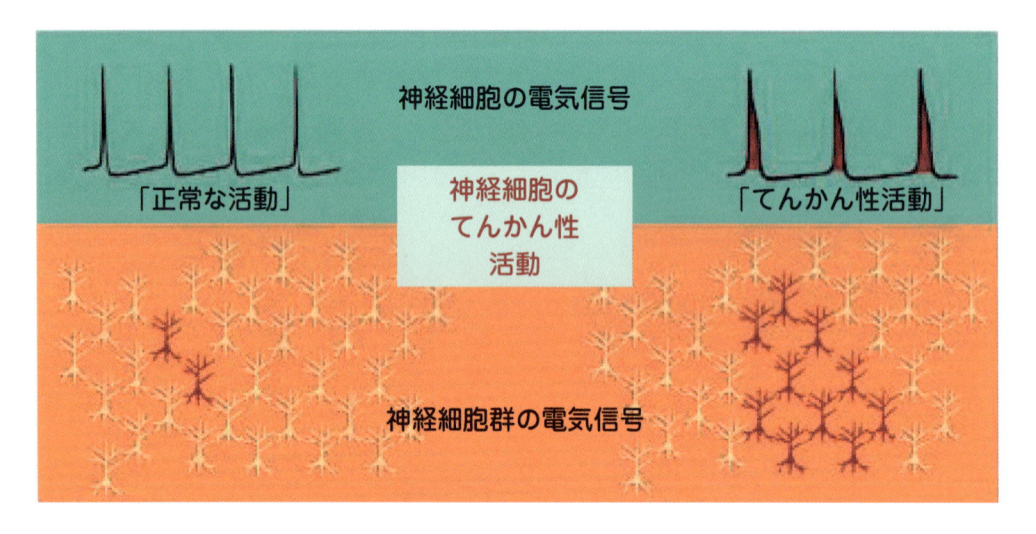

てんかん発作の始まりとその広がりを、子どもたちには下図のモデルで説明しています：てんかん性に興奮した神経細胞が、他の細胞に誘いかけているかのようです…

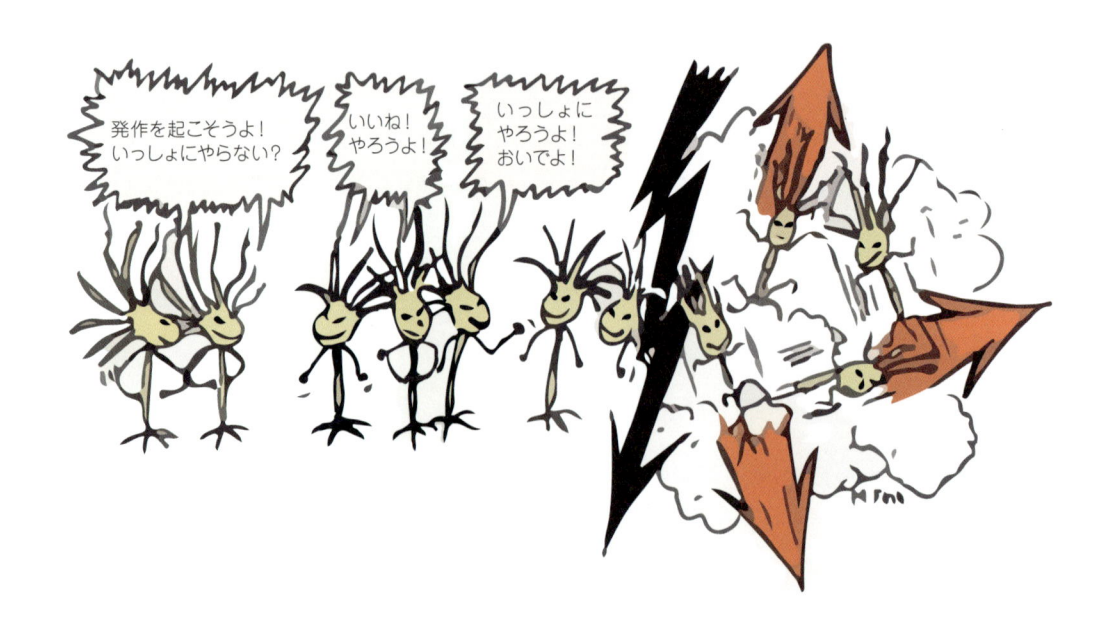

5 さまざまなてんかん発作症状と、それらが生じるメカニズム

とても多くの種類の発作があります。発作がどのように進行するかは、脳のどの領域から発作が起こっているかに依存しています。

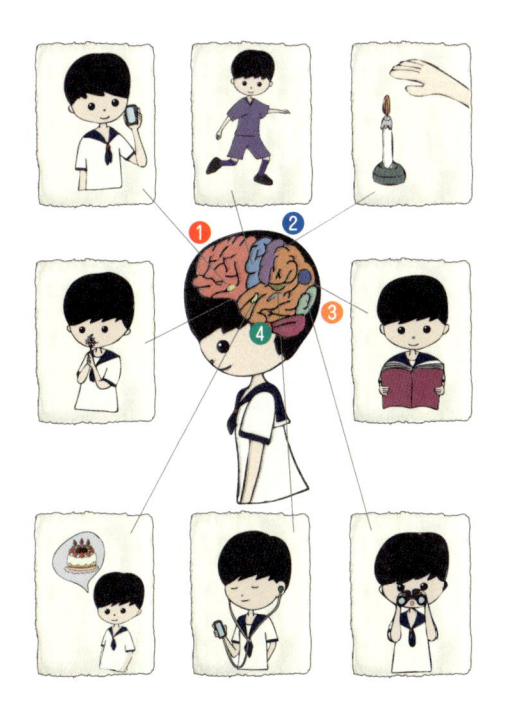

大脳は、大きく次のように
分けられる：

❶ 前頭葉

❷ 頭頂葉

❸ 後頭葉

❹ 側頭葉

脳は非常によく組織化されています。脳葉の様々な領域がいろいろな任務、つまり機能を引き受けています。てんかん性活動が、脳のどの場所で機能を損うかによって、発作は様々な症状を示します。人が行う全てのことに、てんかんは影響を与える可能性があります。

例えば

■ 運動：ぴくつき、こわばり、コントロールできない動き

■ 感情：不安感、幸福感

■ 感覚：しびれなど

■ 視覚：見ているものがゆがむ、幻視

■ 聴覚：聴覚性の錯覚、幻聴

■ 想起：昔のことを思い出す、デジャヴ

■ 嗅覚：においと味の変化

■ 言語：喋ることができない、言われたことを理解できない

したがって、発作の症状から、脳のどの場所で発作が生じたのかを推測することができるのです。

6 てんかん発作の分類

発作は、脳内での発作の広がりによって分類されます

■ てんかん性活動が始まりと同時に脳の両側を巻き込むとき、全般発作といいます。

■ 焦点発作では、発作のはじまりに、脳の一部分がてんかん性に障害されます。

■ 脳の一部分に始まり、その後次第に脳の両側が巻き込まれていくときは、二次的（継時的）に全般化していく焦点発作といわれます。

　より多くの神経細胞が巻きこまれるほど、脳のより多くの部位が関与することになります。発作が非常に早く広がっていく人もいますが、数秒あるいは数分かけて拡がっていく人もいます。

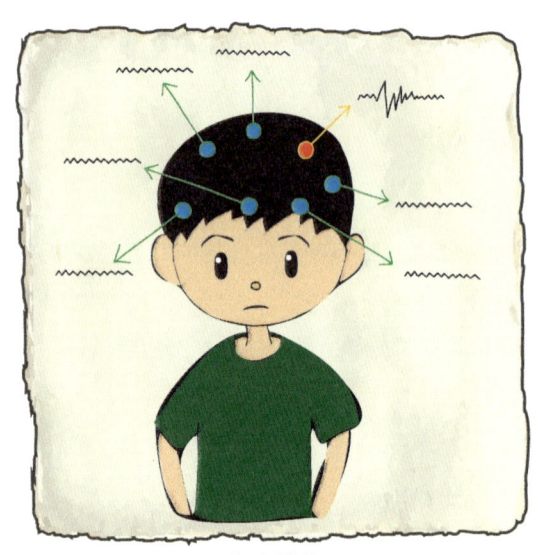

焦点発作

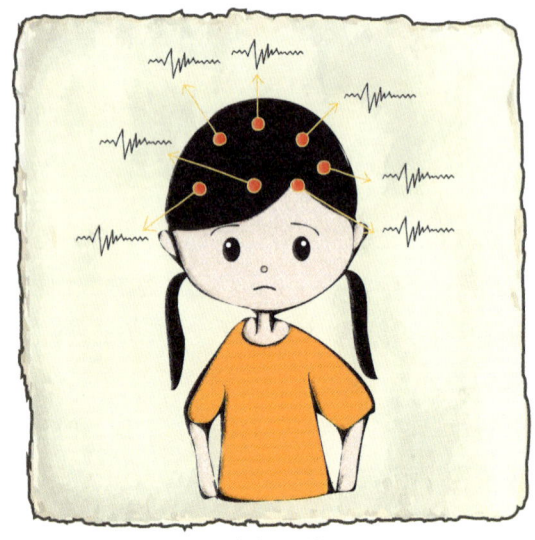

全般発作

発作は、筋の緊張がどのように変化するかによって次のように分けられます：

■ 強直では、巻き込まれた筋肉が緊張します。例えば腕がこわばり伸展します。

■ 間代では、律動的な筋のれん縮が生じます。

■ ミオクロニーとは、不規則な速い筋れん縮です。

■ 脱力とは、突然に筋肉の緊張がなくなることで、身体の緊張が短い時間消失します。

意識の状態に従った分類もあります：

■ 発作は、意識が障害されることなく経過することもあります。

■ 意識の喪失に至る発作もあります。子どもはその場合、発作中にあったことを思い出せず、発作があったことさえわからない子どももいます。

■ 意識が曇る発作もあります。反応する能力が一部保たれたまま、無意味な動きや行動がみられることがあります。

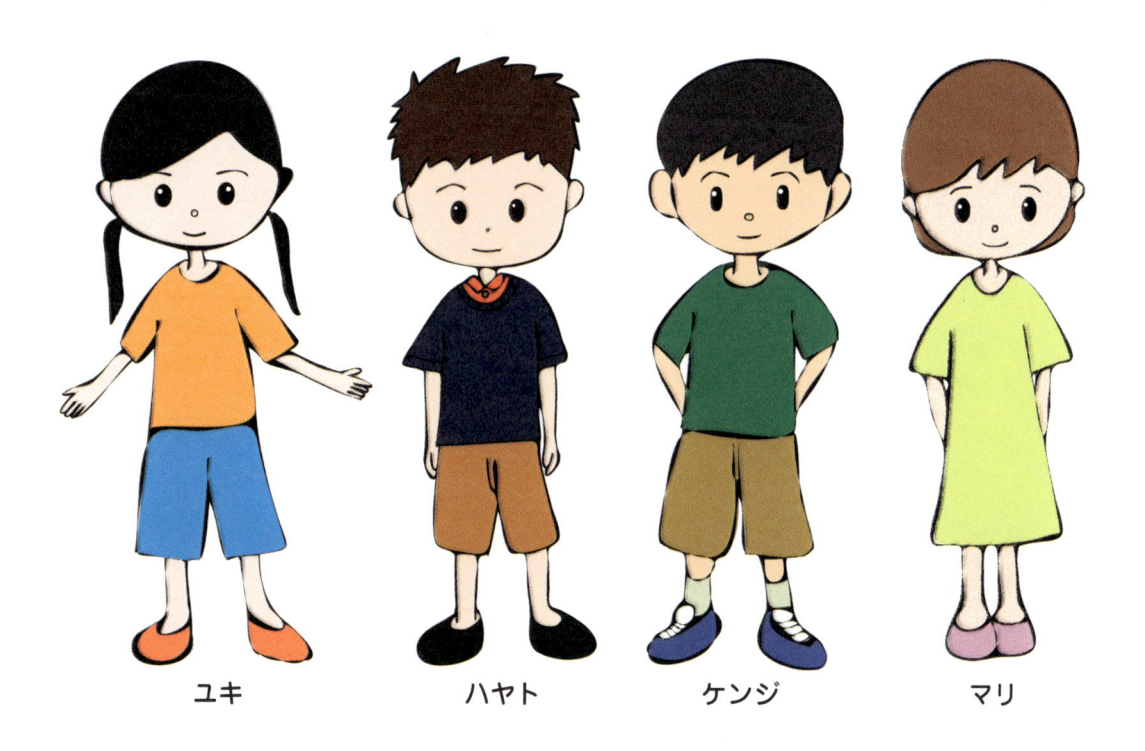

ユキ　　　　ハヤト　　　　ケンジ　　　　マリ

7 さまざまな発作型とその対応

4つの特徴的な発作型を知っておきましょう。

■ 全般発作

全般発作には欠神発作や強直間代発作があります。

欠神発作とは、意識の喪失を伴う短い発作です。この言葉はフランス語（absence）からきていて、「放心状態」を意味するものです。何秒間か、脳全体が発作に巻き込まれます。

欠神発作

ユキの発作は突然にはじまる。
短い時間、動きが止まって、何もないのに上を見てしまう。目とまぶたが少し動く。よく見ないと、いつもとちがうのがわからないくらいだ。このとき何か書いていると、字がゆがんだり、字がとんだりする。たおれることはない。ユキは、たまに、「ちょっと夢を見たような気がする」と思うことはあるが、発作があったことはほとんどわからない。

ユキの発作のタイプは、欠神発作だ。
欠神発作は、とても短い。
欠神とは、「ちょっとわからなくなる」ということ。脳の両側が、10秒ほど発作にまきこまれる。だから、「全般」発作と言われるんだ。

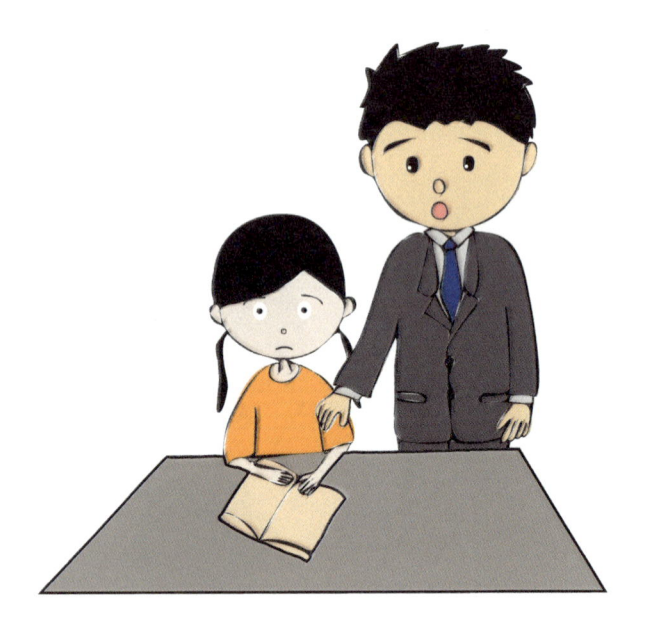

周囲の対応：

■ 発作を観察する
■ あわてない

強直間代発作は、転倒し、意識の喪失を伴う発作です。突然の筋のこわばり（強直）から始まり、規則的な筋れん縮（間代）に移行します。フランス語の大発作（Grand mal）は「大きな災い・病気」という意味です。

強直間代発作

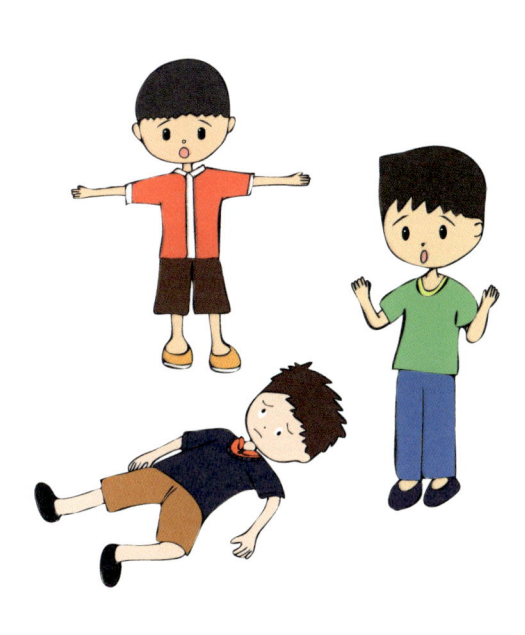

ハヤトの発作は、突然にはじまる。

発作が起こると、たおれてしまう。たおれる前に、大きな声を出すこともある。ハヤトは、何も覚えていない。だから、発作も気にしていない。

親は、「からだが板のようにとてもかたくなっている」と教えてくれる。息を止め、血の気がなくなり、少し顔が青ざめることもある。続くのは、およそ1分間。その後、手と足と頭がふるえはじめる。これが1〜2分続く。そして、発作が終わるんだ。

ハヤトは、しばらくの間、あらい呼吸をし、口のまわりにつばがつくこともある。

からだの力は、すっかりぬけている。

発作の後、30分くらい、とても深くねむることが多い。目覚めると、何が起こったのか、どうして親やきょうだいが心配そうにのぞきこんでいるのか、いつもおどろく。自分では、発作はそんなにひどいものだとは思っていない。発作の後で頭が痛くなったりしなければ、ハヤトは親が話してくれることを信じなかった。

強直間代発作は、とても目立ちます。子どもを助けるために、何かしなければという衝動を駆りたてます。しかし実際のところ、ほとんどする事はありません。

この「何もしない」ということが、多くの場合難しいのです。

周囲の対応：

■ 静かに見守る

■ 時計を見る

■ 怪我をしないようにする。例えば、危ないものを遠ざける

■ 柔らかいものを頭の下に敷く

■ 身体をおさえつけたり、口の中に物を入れたりしない

■ 3〜5分経っても発作がおさまらない場合は、指示薬を与える（第4章の緊急薬参照）

■ 焦点発作

焦点発作には、意識障害のある発作とない発作があります。

　「焦点性（focal）」と言う言葉は、ラテン語の「場所、部位」という単語（focus）に由来しています。焦点発作は脳の一部分にはじまり、特定の身体部位や感覚器官の症状を呈します。

　患者自身の感覚だけの焦点発作は前兆（予兆、前感覚）と呼ばれ、例えば腕のむずむず感あるいは胃部からくる奇妙な感覚などで、さらなる発作症状が引き続いておこります。見た目に分かる発作には移行せず、前兆だけの場合もあります。

意識障害を伴わない焦点発作

ケンジの場合、発作は右手のしびれではじまることが多い。

手がひきつり、腕がぴくぴく動きはじめる。発作がもっと強くなると、肩と足に広がる。

そうなるとケンジは、腰をおろすか、どこかにしっかりつかまらないといけない。

そうしないとたおれてしまう。『静かにしていたい』とケンジは思う。

１〜２分後には、発作は自然に終わる。発作が学校で起こると、とてもイヤだ。だれかにそれを見られて笑われたりすると、イヤな気持ちになる。

ある時、発作のはじまりに、右手でこぶしを作り、机をたたいたことがある。

そうすると、しびれがおさまった。

一番の友達のコウスケは、「ケンジの発作はそんなにひどくないんだから、気にしなくてもいいよ」といつも言ってくれるけど、『そんなに簡単なことではないんだよ』といつも心では思っている。

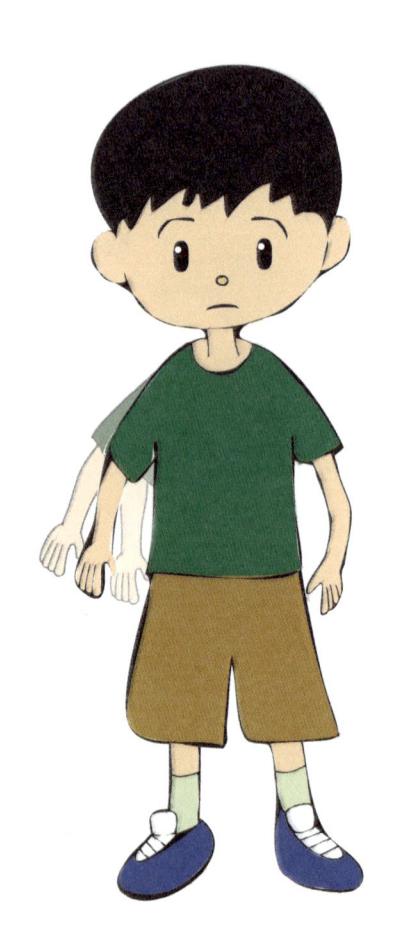

周囲の対応：

- ■ 発作を観察する
- ■ 冷静でいる

意識障害を伴う焦点発作

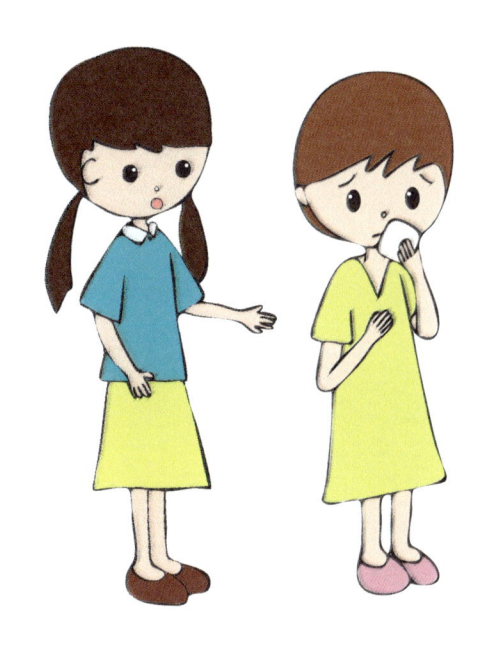

マリは、ケンジとちがって、発作のとき何をしていたかを覚えていない。

でも、たいてい発作があったことはわかる。変な感じが発作の前にあるからだ。

突然、おなかから気持ち悪い感じがはじまる。この感じを何とかして飲みこもうと一生けん命になると、発作は消えることがある。でもこの感じが頭まで来ると、もうすぐ気をうしなってしまうとわかる。

発作のとき、マリは変わった動きをする。突然立ち止まって、おなかをこすったり、何も食べていないのに口を動かしたりする。マリの場合、脳の一部だけがてんかんにまきこまれているから、たおれないし、何かを聞かれると答えることもできる。ただ、それを思い出せない。

発作が終わると、ゆっくりと回復してくる。回復するのに20分くらいかかることもある。

発作のはじまりの感じは、「前兆」と呼ばれる。

意識障害を伴う焦点発作は、見ている人に発作とわからないこともあります。障害があったり、病気があるようには見えず、例えば変な質問をしたり、不安感を訴えたり、不適切な喜びを示したりするために、その不自然さや不可解さによって、「ちょっとおかしい」とか「酔っぱらっている」かのような印象を与えてしまうことがあります。

周囲の対応：

■ 静かに見守る

■ 可能であれば、発作を起こしている人を、必要に応じて、特に危険な場所から遠ざける
（例：道路、火の元、階段）

■ 取り押さえるのではなく、道をふさぐようにする

■ 危険なものを手から離すようにうながす

■ 例外的ではあるが、注意して静かに手から危険なものをとることもある。ただし、決して暴力的に取ることはしない

■ 発作が終わって意識がはっきりするまで、その場にいる

- ☐ てんかんは頻度の多い病気で、どの年代でも現れる。

- ☐ 多くの神経細胞群が同時に興奮することで、てんかん発作が起こる。

- ☐ てんかんの原因は、詳しく検査していく必要がある。ただ、必ずしも分かるとは限らない。

- ☐ てんかん発作の症状は、非常に多様である。多くの発作型がある。

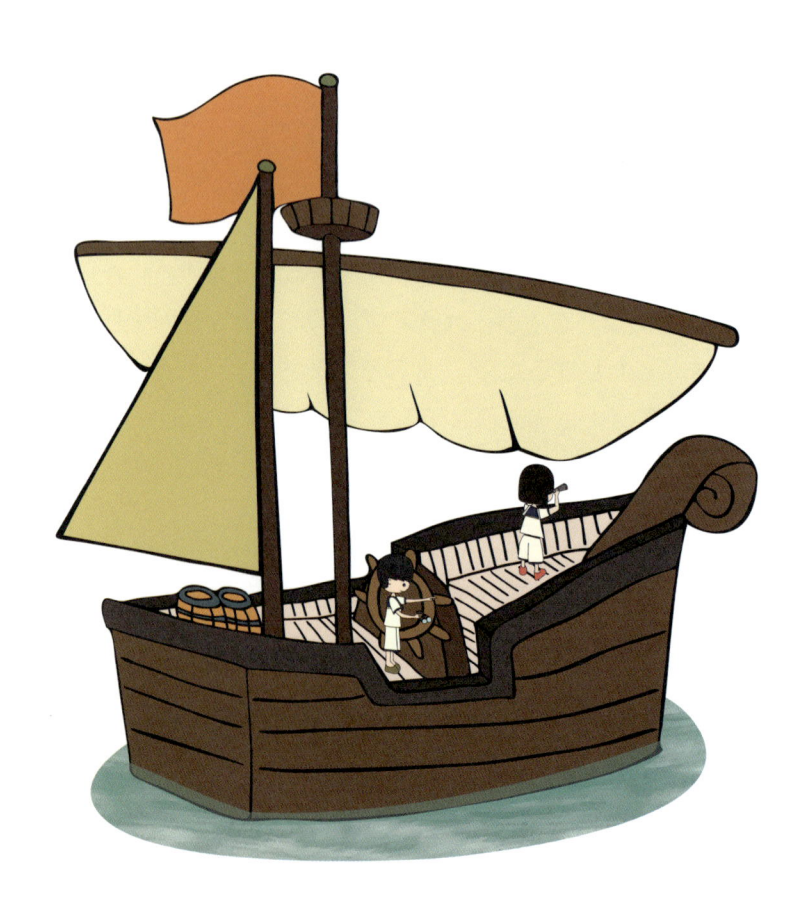

第3章：診断

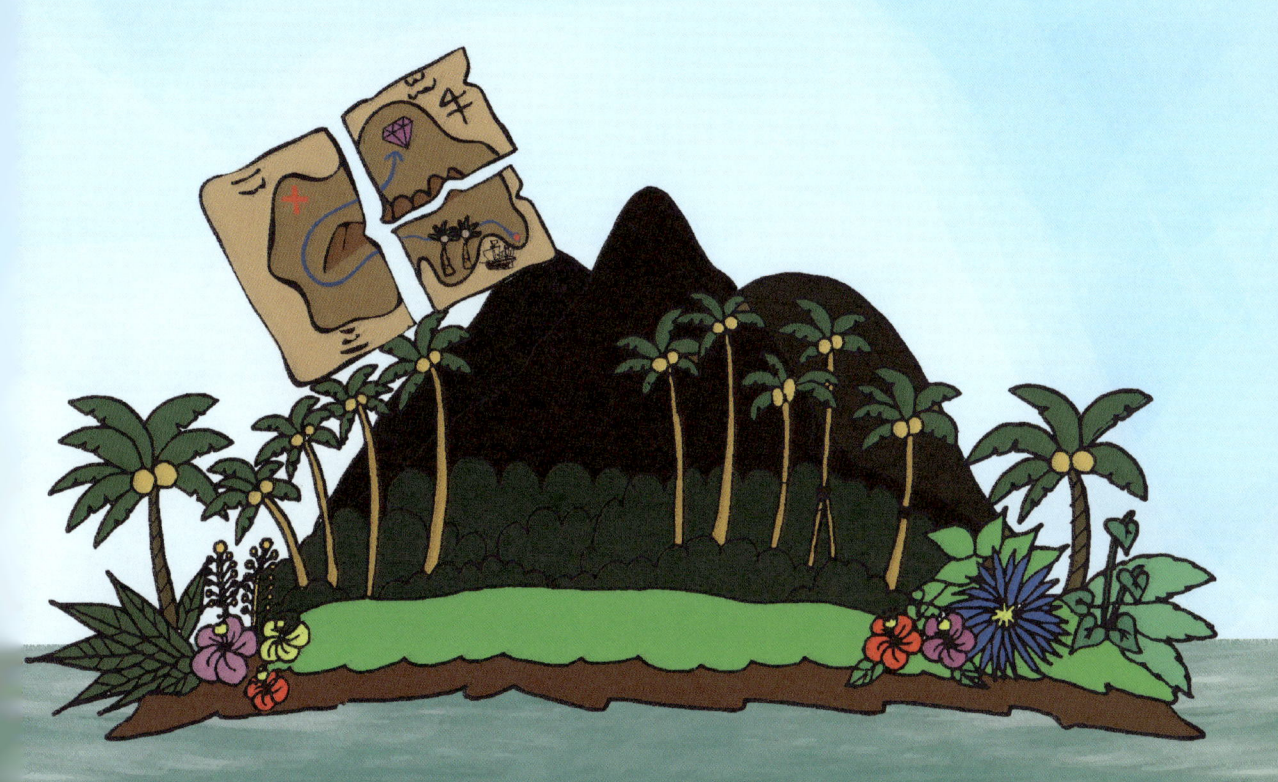

この章では、
子どもたちが宝の島を訪れます

宝を探すには、何が必要かな？
そう、宝の地図が大切だ。
ここに一つあるね。
でも、この地図はやぶれている。
これが、昔からある海賊のトリックだ。
海賊たちは、宝の地図をばらばらにして、そ
の切れはしをいろいろなところに隠したんだ。
そうすると宝物を独り占めにできないからね。
宝探しは、力を合わせることが大切なんだ！
てんかんを探すことは、まるで宝探しのよう
に難しい。
この島で探すものは、「てんかんの診断」だ。
診断には、君も、君の親も、そしてお医者さ
んも、それぞれが大切な役割を持っている。
それぞれの人が、宝の地図の切れはしを持っ
ているようなものだ。
てんかんの診断は、治療のための宝になる。
みんなが協力して、宝の地図の切れはしを組
み合わせると、診断ができる。
診断のために必要ないろいろな方法
を学ぼう。
宝の島を離れるときには、診断に何
が大切か、きっとよくわかっている
はずだよ。

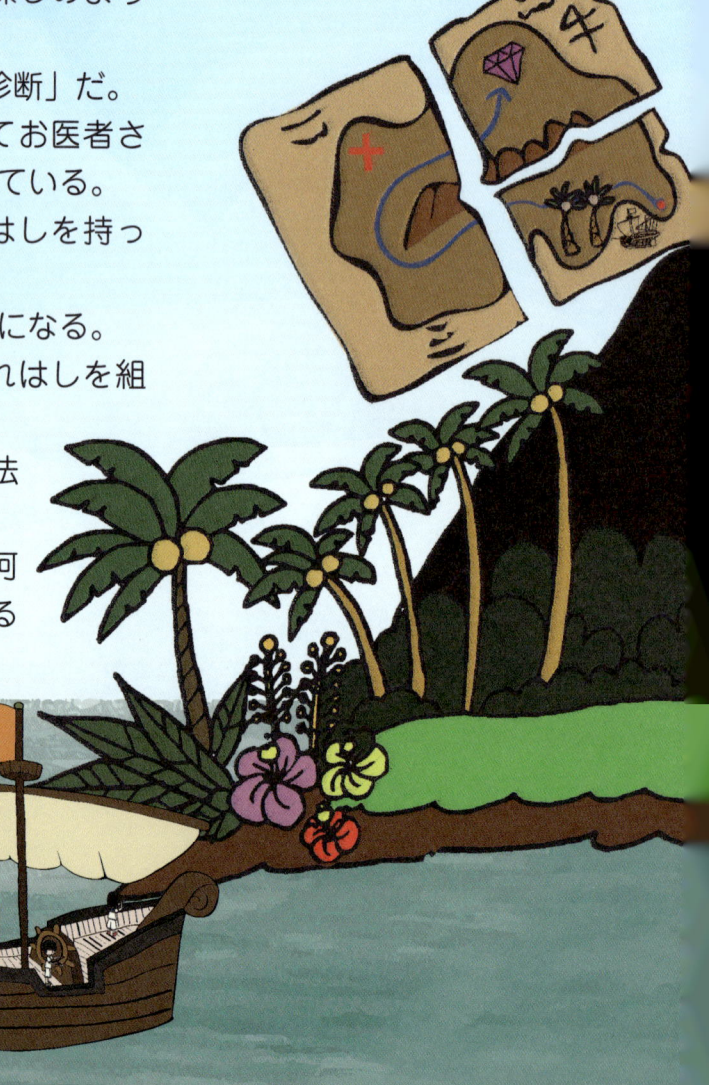

　てんかんの診断に至るプロセスでは、家族と医師との緊密な共同作業を必要とします。これは手間のかかることで、親にとっては骨の折れることでもあります。しかし、親にはこのプロセスにおける能動的な役割が期待されています。この章では、診断のためにもっとも大切ないくつかの方法と、てんかんにおける診断の意義に取り組むことになります。

この章で学ぶことは、

■ 診断に至るプロセスで、どのようなことが必要か。

■ どのようにてんかん発作を観察し、記述するか。

■ 子どもが発作を表現するのに、どのように手助けできるか。

■ どのような医学的検査があり、それらはどのように役立つか。

■ 何のために、そしてどのように病気の経過を記録するべきなのか。

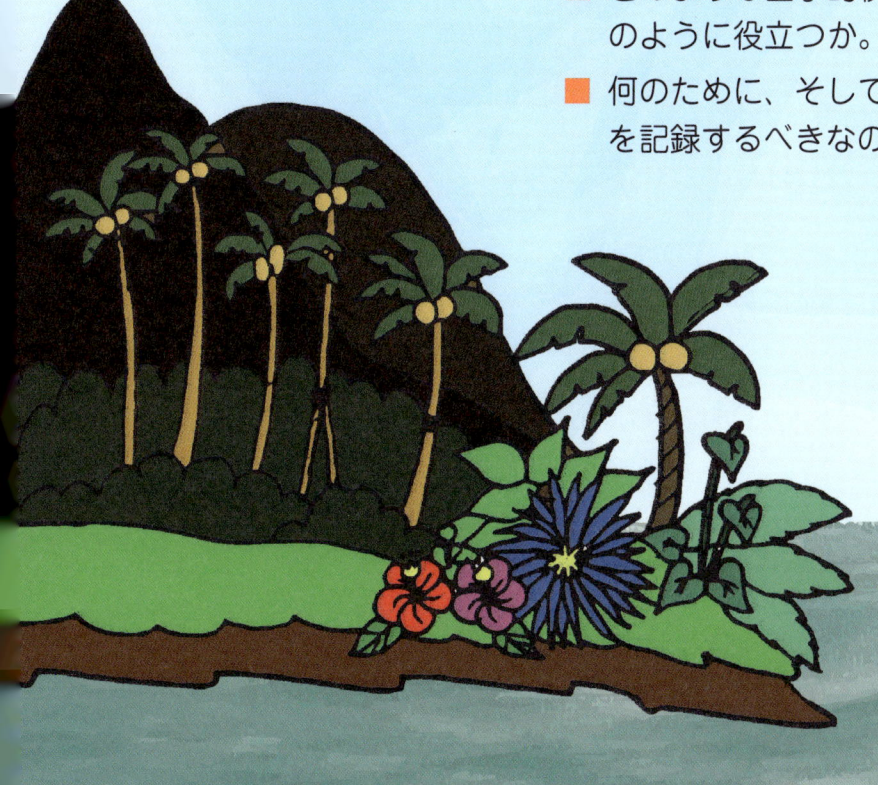

1 概念の説明：診断

　診断とは、病気を認識し命名するという医学用語です。発作を分類し、てんかんと認識するには、さまざまなプロセスが必要になります。

2 病歴

　診断は、可能な限り正確な症状の記載、つまり病歴で始まります。発作の正確な記述のためには、発作を観察した人（多くは両親や教師、保育の先生や子どもの友達）と子ども自身に詳細に尋ねなければなりません。観察した人の記述と子ども自身の記述の両方が大切なのです。

　病歴には、既往歴や社会歴（家族の状況、病気の帰結、生活状況）も含まれます。

■ 既往歴

　これまでにかかったことのある病気を調べることで、てんかんの原因についての重要な示唆が得られることがあります。

　てんかんは、それ自体が独立した病気として現れることも、また、他の病気の症状として現れることもあります。これを判断するためには、子どもの身体的、精神的発達を含めた既往歴が非常に重要です。

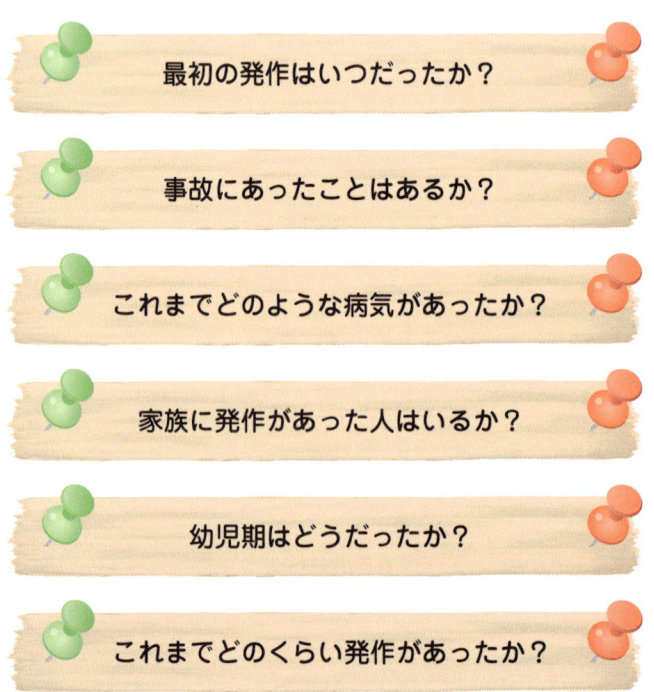

既往歴に関する質問

- 最初の発作はいつだったか？
- 事故にあったことはあるか？
- これまでどのような病気があったか？
- 家族に発作があった人はいるか？
- 幼児期はどうだったか？
- これまでどのくらい発作があったか？

■ 発作の観察：目撃者の視点

　医師は通常、発作を見ることはありません。そのため、両親や他の目撃者による発作の記述が非常に重要です。

発作の観察は、次のようなことへのヒントを与えます。

■ そもそも、てんかん発作なのかどうか。

■ どのような発作型なのか。

■ 脳のどの部位から発作が生じている可能性があるか。

発作の観察の際、留意すること：

発作の始まり：時計を見る。気持ちが落ち着かなかったり不安があると、数秒間の出来事がとても長く感じられるものです。

経過：発作の始まりとその経過を、できる限り正確に記述します。そのためには、自分の言葉を用いるのがよいでしょう。よりよい理解の為に医学的な専門用語をここで学ぶわけですが、専門用語は素早い理解のためにいろいろな特徴を凝縮したものであって、詳細は失われてしまいます。具体的で細かな記述は、けいれんとか、強直、呼吸の停止といった劇的な印象を与える表現よりも、しばしば大事になることがあります。

　記述が厳密であればあるほど、発作型の分類や脳の原因部位の同定がうまくいきます。

状況：どのような状況で発作が生じたのか、その後子どもを巡って状況がどのように変化していったのかも大切です。

　発作の記述の補助ツールに、発作観察票があります。緊迫した状況で、特に大きな発作の場合、発作観察票は重要な情報を系統的にチェックするのに役立ちます。2つの発作を直接に比較することもできます。発作が新たに起こったとき、あるいは例えば治療の経過で発作が変化したときなどにも、有用です。

発作観察票

発作の記述		発作 1	発作 2
日付			
時刻			
発作の長さ（分）			
発作の前	発生の状況（覚醒中、覚醒時、睡眠、疲労、発熱、その他の刺激など）		
	行動の変化（引きこもる、こだわる、イライラする、涙ぐむ、など）		
発作中	始まり（突然、次第に、最初に巻き込まれた身体部位、など）		
	転倒（棒状に倒れる、崩れ落ちる、転倒の方向、など）		
	筋の緊張（身体の一部の収縮、身体全体のこわばり、弛緩、など）		
	ぴくつき（単回、律動的、現れた部位、など）		
	目（閉じている／開いている、どちらかに偏っている、散瞳と縮瞳、など）		
	頭（一方向に向く、口角が引きつる、舌なめずりする、噛む、ぴくつく、など）		
	複雑な動き（ペダルをこぐような運動、歩き回る、いじる、衣服を引っ張る、漕ぐように手を動かす、など）		
	自律神経性の兆候（皮膚色の変化、唾液の流出、失禁、呼吸の変化、など）		
発作の終わり	回復の具合（すぐに答えられる、時間や場所が分からない、発作後に眠る、もうろうとする、など）		
	想起（発作について覚えているか、どんな体験だったか、など）		
発作が群発したか？			
応急処置が必要であったか？			

■ 発作の体験：子どもの視点

　親としての観察は、客観的な発作の兆候を再現するものです。子どもはそれらを知らないことが少なくありません。例えば、強直間代発作の始まりに生じることのある叫び声は、観察した人には、不安あるいは痛みの表現のように思われることもありますが、実際には呼吸筋のれん縮の結果であり、発作のある人自身には知覚されません。

　小さい子どもは、何を感じているかを話すことができないかもしれません。しかし、子どもがいつも発作の前に母親のところに駆け寄ったりする場合は、前兆があるのだと推測されます。

　子どもの年齢が進むにつれ、自分の発作について自身で感じたことを記述することができるようになります。この表現はとても重要です。というのは、外からは見えず、発作のある人にしかわからない症状も存在するからです。

　発作の感覚を描かせると、役に立つ場合があります。子どものワークブックには身体の絵があり、自身の発作の体験をよりよく把握できるように、話し合いが行われます。

発作の体験

「他の人に見えないものを、私は感じる！」

宝の地図の最初の切れはしは、発作の体験だ。

もしかしたら、発作の前や発作の時に、他の人にはわからないことに、気がついているかもしれない。

もしそうなら、他の人にはわからない発作を、からだの絵の中にかいてみると、役に立つかもしれないね。

からだのどこで、発作を感じる？

発作に気がついた部分をかいてごらん。

どの色が、その感じにぴったりくるか考えてみよう。

もし発作がからだの中を動いていくなら
それを矢印でかいてみよう。

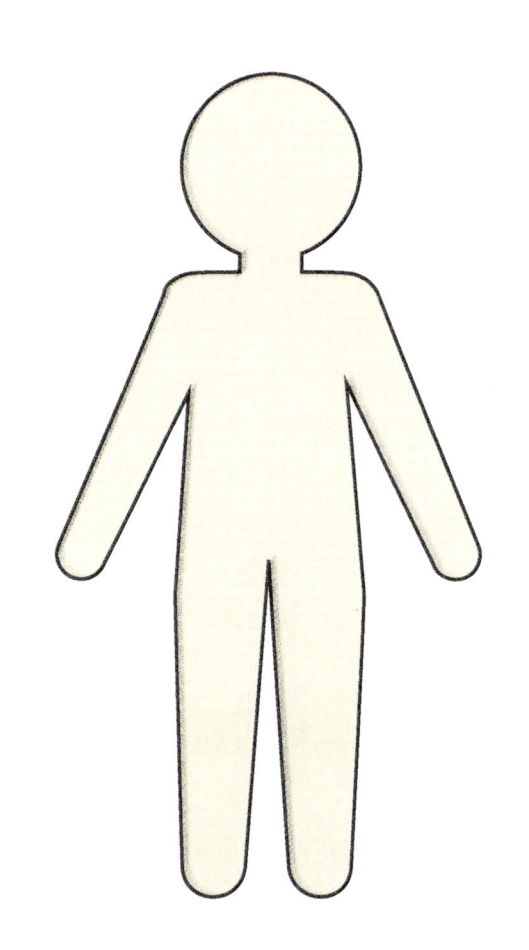

子どもたちは発作の体験を、
絵にどのように置き換えているでしょうか。

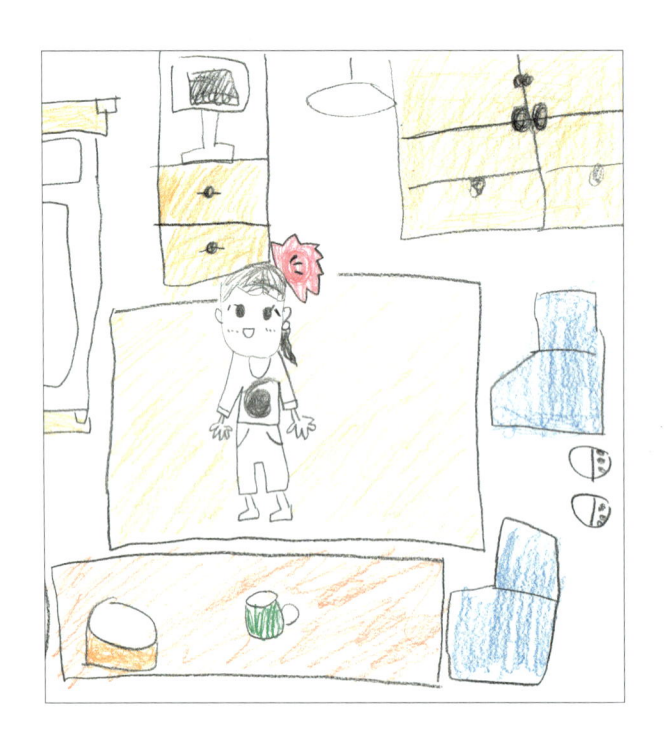

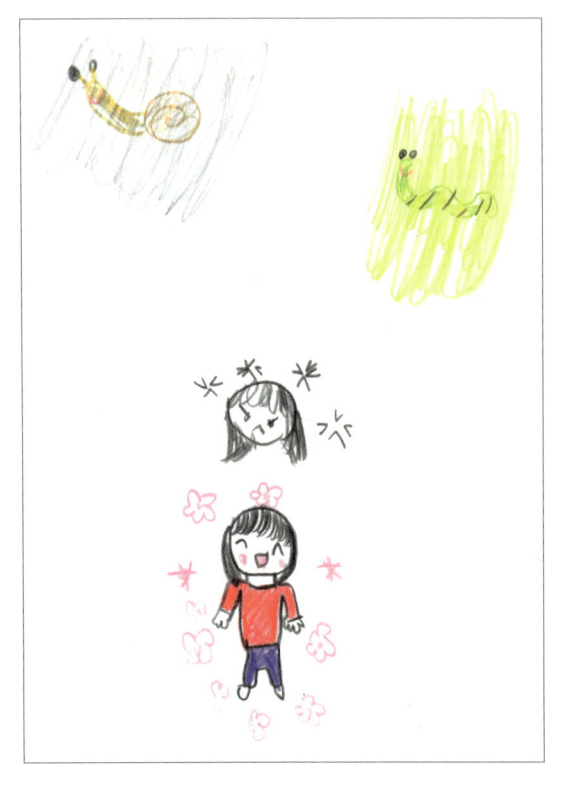

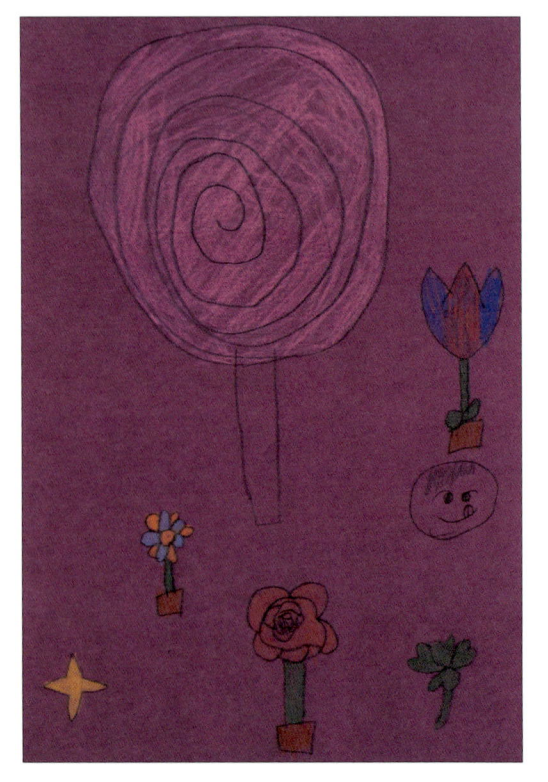

　特に興味深いのは、子どもたちが発作の始まりに何かを感じるか－前兆があるか－ということです。

なぜ、前兆が大切なのでしょうか？

　前兆は、診断にとても大切です。前兆の性質により、発作が脳のどの領域から起こっているかの示唆が得られるからです。

　前兆は、警告症状として役立てることができます。前兆により予防策を講じる時間があると、ケガを避けられます。

　さらに前兆を治療的に使い、発作を回避できることもあります（「治療」の章の「発作の自己コントロール」参照）。

　前兆を記述するのは、大人でも難しいことです。発作のある人でも、尋ねられて初めて前兆に気づくことも少なくありません。不安から、前兆の奇妙な感覚を口外しない人もいます。そのため、徹底的に聞くことが大切です。何度か練習をすると、うまく記述できるようになることもあります。

典型的な前兆のリスト

前兆	前兆と結びついた感覚の例
上腹部前兆 胃のあたりの感覚	やけるような、あるいは圧迫するような感覚で、胃の辺りから喉に徐々に上がってくる。
嗅覚性前兆 においの知覚	たいていの場合、不快あるいは独特な臭いとして知覚される。
味覚性前兆 味の感覚	不快な、金属性の味、あるいは苦い味として知覚される。
精神性前兆 思考と感情	特に不安、稀には幸福感、あるいは非日常的な親密感（追体験）や疎外感が発作に先行する。
聴覚性前兆 音の知覚	綿を通したような聞こえ方がしたり、音量が上下したり、トーンが変化したり、あるいは良く知っているメロディが聞こえたりする。
視覚性前兆 視覚の変化	視覚系の情報が障害される。対象が突然に大きくなったり小さくなったり、閃光や多彩な点が現れたり、視野が狭まったように感じられたり、あるいはイメージを伴った記憶が現れたりする。
体性感覚前兆 身体の知覚	身体の一部がむずむずしたり、焼けるように感じたり、麻痺した感覚や膨らんだ感覚が生じたりする。

3 医学的診察：医師の視点

■ 神経学的診察

病歴を聴いた後、一般的な小児科学的診察、そして神経学的な診察が行われます。

どのように行われるか？

自発運動、筋力、左右対称性、協調運動、バランス、巧緻(こうち)・粗大運動、反射、知覚、感覚機能などが調べられます。

診察によりどのような疑問に答えられるか？

■ 子どもの運動能力は、どの程度発達しているか。

■ 片側の症候はあるか。

■ 筋の緊張の亢進はあるか。

■ てんかんの原因としての基礎疾患がある可能性があるか。

■ 発作が生じる脳部位を示唆するものはあるか。

■ 他の病気を併発する可能性はあるか。

■ 血液検査

　てんかんの診断や治療の中で、血液検査は何度も行われます。血液検査は様々な疑問に答えを出してくれます。

　血液検査で、発作やてんかんの原因が示唆されることもあります。

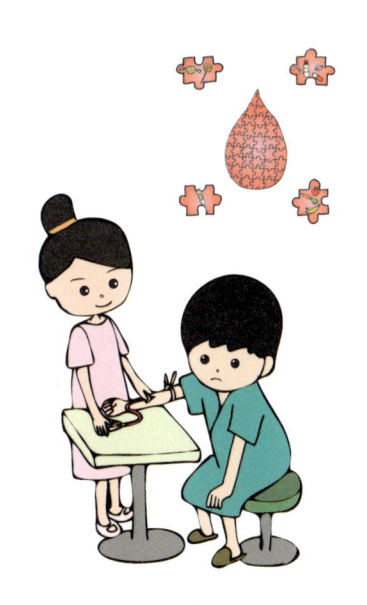

■**遺伝的背景**：てんかん症候群のなかには、遺伝物質（染色体や遺伝子）の変化が原因になっているものがあります。このような変化は自然に生じる（自然変異）ことが多いのですが、家族の中で受け継がれることもあります。遺伝的に規定されたてんかんの疑いがある場合には、患者と家族の「分子遺伝学的検査」により正確な診断が可能なことがあります。これまではごくわずかなてんかん症候群だけに限られていました。これらの検査は広くに行われるものではなく、数少ない特殊な研究室で行われています。

■**基礎疾患**：代謝の異常がてんかんを引き起こすこともあります。これらの異常が、血液検査、尿検査、生検による組織検査でみつかることがあります。

■**発作の誘発**：稀ではありますが、ナトリウム、カルシウムや血糖の低下で発作が引き起こされることもあります。これは、血液検査で確認されます。

　内臓器官の働きも、血液検査で調べることができます。

■子どもの内臓は健康であるかどうか。

■薬物治療に対するリスクはないか（例：バルプロ酸治療の前に肝臓の検査をする）。

■肝臓、腎臓、血液あるいは血小板の機能が薬物で障害されていないかどうか。

　治療の管理のために、薬物治療の過程で血中濃度が測定されることがあります。それで明らかになるのは、

■薬物が過剰に投与されていないかどうか（例：子どもが薬物の用量依存性の副作用を示すような場合）

■薬物が少なすぎるのではないか（例：長く発作がなかったのに再び発作を起こすようになった。もしかしたら成長して体重が増えたのではないか）

■子どもが薬を規則的に服用していたかどうか（例：発作が頻発し、その理由がわからない場合）

　全ての薬物で血中濃度の測定が必要なわけではありません。

　血中濃度は、必ずしも定期的に測定される必要のあるものではありません。全ての検査がそうであるように、疑問に答えるのに役立つものです。

■ 脳波検査

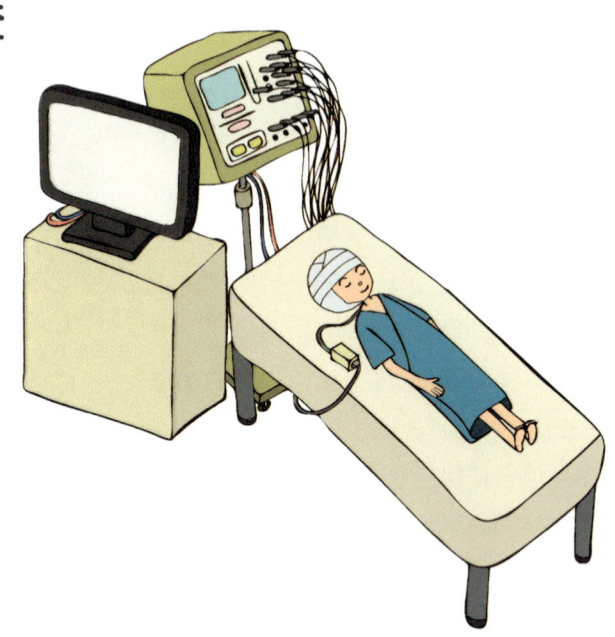

　発作を記述した後で最も大事な診断検査は、脳波で脳の電気的な情報を測定することです。てんかん診療における機器による検査のうち基本的なものです。

どれがどれ？
それぞれの脳波に正しい記号をあてはめてみてください！

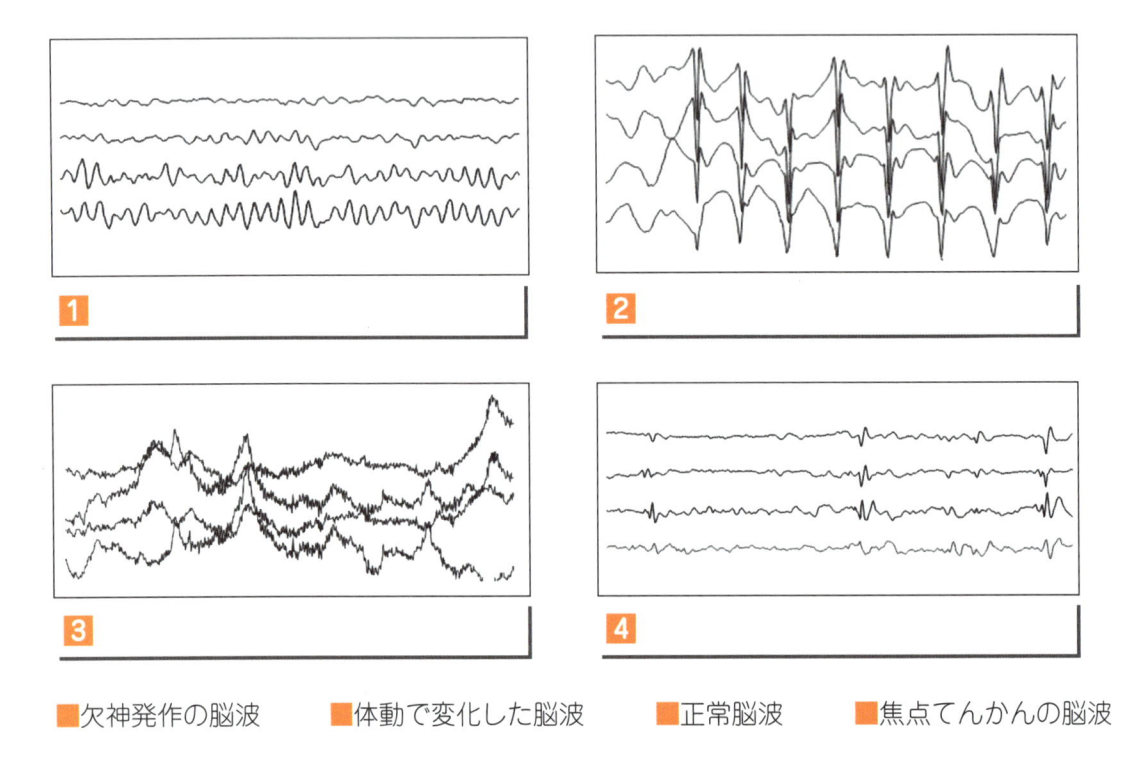

■欠神発作の脳波　　　■体動で変化した脳波　　　■正常脳波　　　■焦点てんかんの脳波

脳波のQ&A

脳波とはどのようなものか？	脳の電気活動を描出したもの。人間でこの活動を初めて測定したのは1924年（ベルガー）であり、1959年から21の電極による測定方法が国際的に行われている。
どのように行われるか？	頭皮のある特定の部位に、ペーストのついた小さな金属の皿（電極）が固定される。電極が固定できるように、キャップが使われることもある。ケーブルを通して脳波計と繋がれる。どのような動きも脳波に影響を与えるため、子どもはじっとしてリラックスしている必要がある。開眼時や閉眼時に脳波が記録される。
どのような賦活方法があるか？	賦活は、それによって発作やてんかんに特徴的な脳波変化が誘発されるかどうかを確認するために行われる。 光刺激（点滅光）：てんかんの患者で、点滅光で発作や異常波が誘発されることがある（光過敏性）。 過呼吸（深く早い呼吸）：例えば風ぐるまを吹いたりするなどして身体の動きなく呼吸を多くすることで、血中のCO_2濃度が下がる。それによって、感受性がある人では、欠神が誘発されることがある。過呼吸は、スポーツ時に呼吸数が多くなることとは別である。スポーツ時の呼吸は身体運動によって高まったCO_2濃度を正常化するのに役立つ。 睡眠（睡眠脳波）：睡眠中には典型的な脳波変化がみられ、たとえば睡眠の深度を調べることができる。睡眠中にはてんかんに特徴的な脳波変化が見られることが多い。 断眠：睡眠が非常に少ないと、発作の準備性が高まることがある。
副作用はあるか？	ない。脳波は（体温計のように）測定するものである。脳が影響を受けることはない。思考が読まれるようなこともない（子どもがそのような恐れをもつことがある）。
どのような疑問に答えられるか？	どのようなてんかんに特徴的な脳波変化がみられるのか？ 脳のどの部位からそれが生じているのか？ 結果的に、どのようなてんかんのタイプと結論づけられるのか？ 脳の炎症を示す所見はあるか？ 薬が脳波にどのような影響を及ぼすか？ 睡眠や断眠によって、発作の起こりやすさは変化するか？ 手術は可能か？（ビデオ脳波モニタリング） 発作は一日の中でどのように分布しているのか？（長期脳波記録） 脳の深部から生じている発作があるか？（侵襲的な脳波検査）
どのような成果が予測できるか？	もっとも有用なのは、発作中（発作時）あるいは発作の直後（発作後）に記録された脳波である。てんかんの場合にはしかし、発作のない期間（発作間欠期）にもしばしば脳波は変化している。脳波には、てんかんがない場合にも変化が見られることもあり、また、てんかんの発作と発作の間に全く脳波が正常なこともある。
どのくらい反復して行われるか？	脳波は必要に応じて記録されるべきである。大事なのは、てんかんの始まりの時と、治療の過程の中で変化が生じた時である。

前頁の答え：1．正常脳波　2．欠神発作の脳波　3．体動で変化した脳波　4．焦点てんかんの脳波

■ MRI検査

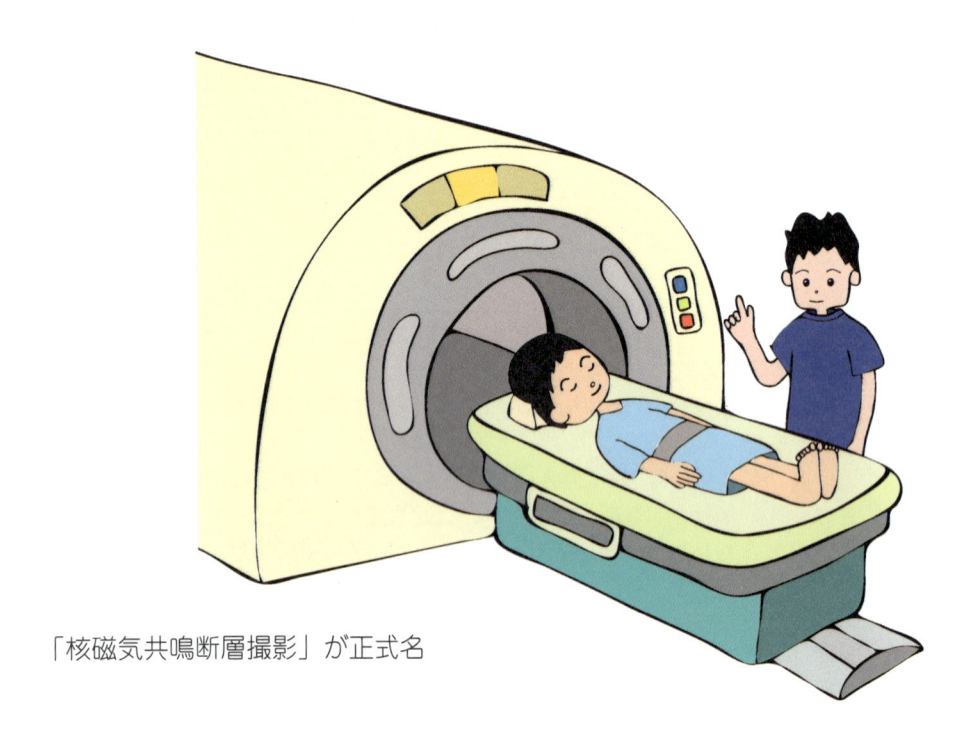

「核磁気共鳴断層撮影」が正式名

特徴的な所見を示すMRIの例

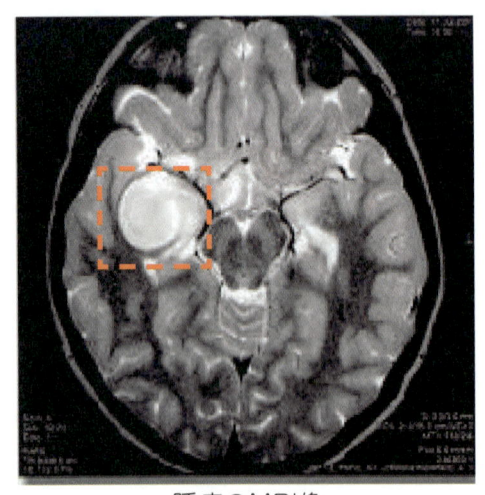

腫瘍のMRI像

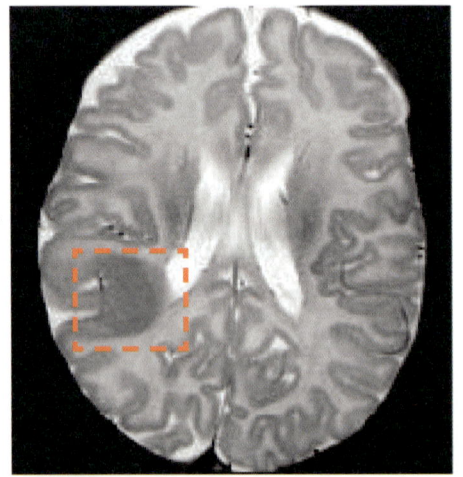

皮質異形成（大脳皮質の形成異常）の
MRI像

MRIのQ&A

MRIとは何か?	MRIとは「核磁気共鳴断層撮影」の略である。強い磁場の中で測定が行われる。磁場は帯電した身体の細胞の粒子を振動させながら移動させる。出発点への回帰の信号（共鳴）が測定され、コンピュータで画像にされる。これは、層として視覚化される。脳の小さな変化でさえ、様々なグレーの色調で画像として見える。
どのように行われるか?	患者は寝台上で大きな筒の中に入る。検査の成否は、頭部が30分間可能な限り静かに保持されることに依存している。多くの人にとってMRIは、その音量、狭さ、行動の制限のために楽な検査ではない。時には、睡眠薬や麻酔薬が必要になることもある。検査の検出力を高めるために、造影剤が用いられることもある。
副作用はあるか?	MRIでは脳が短時間磁場によって影響を受けるが、副作用は今までのところ知られていない。CTとは異なって、放射線が照射されることはない。造影剤の投与によっても、副作用が生じることは滅多にない。
どのような疑問に答えられるか?	外傷、奇形、腫瘍あるいは脳の炎症がてんかんの原因であるとする示唆が得られるか? MRI所見、脳波所見は、発作の記述と一致するか? てんかん外科治療の可能性が考えられるか?
どのような成果が予測されるか?	MRIが最も役立つのは、MRI所見と脳波や発作の記述が一致するときである。所見のないMRIでも有用であり、それはてんかんの背景として重篤な疾患（例：腫瘍）が除外されるからである。
いつ行われるか?	MRIは日常的に行う検査ではない。発作の様子から、てんかんが脳の病変によって引き起こされているのではないかと想定される場合に行われる（例：焦点発作、症候性てんかん）。MRI検査が反復して必要なこともある。写真は管理・保存され、後に新しい疑問が生じた場合に参照できることが望ましい。

MRI検査は非常に正確な脳構造の画像を提供してくれます。脳波で限局した所見がみられる子どもや、発作の記述が焦点発作を示唆する子ども（ローランドてんかん以外）では、MRIはてんかん診療の標準的な検査となります。

■ その他の医学的検査

腰椎穿刺：

　腰椎穿刺では、髄液が採取されて検査されます。熱誘発けいれんでは、脳髄膜の炎症（髄膜炎）あるいは脳の炎症（脳炎）をまず除外することに役立ちます。こういった炎症はてんかんの原因となります。発作を生じさせる他の稀な病気も、この検査で診断されることがあります。

コンピューター断層撮影（CT）：

　コンピューター断層撮影（CT）とMRIとは、脳の像が作られる方法が異なります。CTでは比較的少ない放射線量でレントゲンの断層撮影が行われ、同じく筒の中で撮影されます。CTの像はそれほど詳細ではなく、有用性もやや少ないため、てんかん診断ではMRIがCTにとって代わりました。CT検査の長所は、10分くらいで終わる事です。そのため、緊急状況で脳の損傷や出血を素早く判断することに使われます。

PETとSPECT：

　PET（ポジトロン放射断層撮影）とSPECT（単一光子放射断層撮影）は半減期の短い放射性の物質を投与して、脳の循環や代謝を測定する方法です。脳組織のわずかな機能的な障害が識別されます。測定は、CTやMRIでの「筒」と似たスキャナーで行われます。

MEG（脳磁図）：

　弱い生体磁場の起源を確かめる検査です。

4 てんかん症候群の分類

　診断のプロセスの結果、てんかん症候群に分類することが可能となります。症候群とは、さまざまな病気の特徴を一つの疾患像にまとめることです。

分類のための重要な基準：

- 既往歴、病気の発症年齢
- 子どもの発達
- 病気の経過
- 発作の種類
- 発作の誘因
- 典型的な脳波変化
- 遺伝学的な異常

　てんかん症候群の中には治療が難しいものと容易なものがあります。同じ症候群の多くの人の観察から、病気の一定の経過が予想されます。しかし、病気が個々の子どもでどのように経過するのか、そしてどのような転帰に至るのかは、わかりません。

てんかん症候群では、以下の用語がしばしば使われます：

■ **構造的、症候性**：主として限局した脳の障害によるものとみなされる。
■ **素因性、特発性**：主として遺伝学的な原因で発作の準備状態が高まっているものとみなされる。
■ **原因不明、潜因性**：原因が知られていない。

　下の図は、どのようなてんかん症候群があるか、典型的にどのような年齢で生じるかを示したものです。

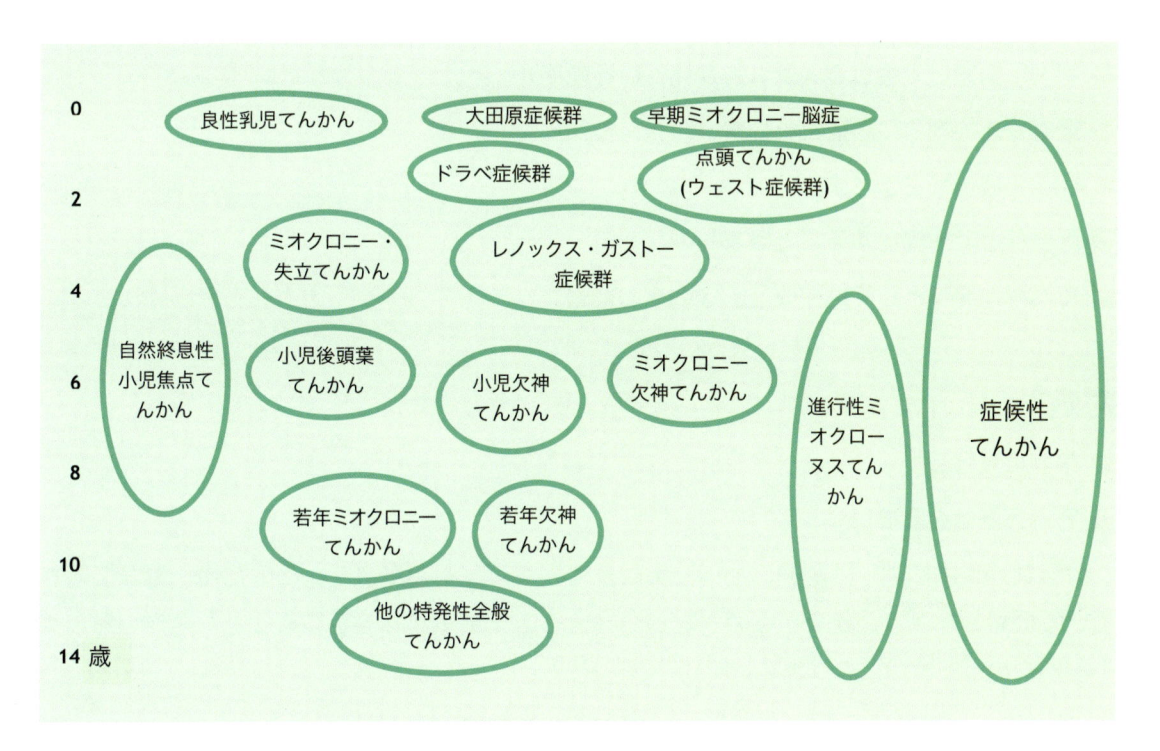

5 鑑別診断：てんかんと間違えられる病態

解離性、あるいは心因性の非てんかん性発作

　これらは子どもでは稀で、青年期の人や成人に多いものです。てんかん発作と似ていますが、身体的ではなく、精神的なものが原因です。解離とは、感情と思考と行為とが分離することです。

　これらの発作はトラウマ的体験や葛藤の中で起こってきます。これらはてんかん発作のように体験され、決して演じられているものではありません。

　てんかん発作と解離性発作の鑑別は専門家にとっても難しく、特にてんかんが同時に存在する場合にはなおさらです。

診断のヒント：

- 発作中にてんかんに特徴的な脳波変化がない
- 状況に関連して生じる（例：人が見ている前で）
- 経過が外的刺激に影響されやすい
- 発作の経過がさまざま
- 転倒などで外傷をすることはまれ
- てんかん発作としては非典型的な動きの経過

対処：

- 静かに見守る
- 応急措置は必要ない

　解離性発作はしばしば劇的に生じ、また長く続くこともあります。このため、静かに落ち着いて観察したり、距離をとるのが難しい場合もありますが、そうすることが発作を激しくしないためにも大切になります。

治療：

　抗てんかん薬は、この発作では役に立ちません。それゆえ、できる限り早期に識別して、不必要な薬を中止することが必要です。

　もし負荷となる状況がなくなれば、解離性発作はなくなる可能性があります。子どもや若い人には、オープンに発作の種類について話をすることは有益です。望ましい治療は精神療法です。

その他の病態

　年齢に依存して、てんかんとまちがえられる可能性のある発作性の病態がいくつか知られています。

子ども時代や青年期に現れる可能性のある発作の例：

発作のタイプ	症状と背景	診断
失神	失神では、短時間意識が失われ、転倒するが、回復は早い。背景にあるのは、血圧の調整障害の結果生じた短期間の脳の血流低下である。筋のけいれんや強直がみられることもまれではない。出現は状況に依存していることが多い（換気の良くない部屋、ストレス状況、痛み、血を見ること、など）。	観察、心電図（場合によっては循環に負荷をかける）、血圧測定、脳波検査
憤怒けいれん	これらの発作は強い興奮、怒りあるいは痛みに関連して生じる。強い叫びや呼吸の停止が発作に先行する。これによって、短期間の脳の血流の低下が生じる。多くの場合、筋は弛緩している。場合によっては、けいれんや強直が生じることもある。 憤怒けいれんは、典型的には小さい子ども時代に起こる。	観察、発作のチェックリスト、例外的に心電図や脳波の検査。
良性ミオクロニー	意識が保たれたまま筋けいれんが誘因なく生じ、発達には影響を与えない。	観察、発作のプロトコル（チェックリスト）、脳波検査
入眠時ミオクロニー	入眠時のこの筋けいれんは全く正常である。	
チック	一過性のチックがみられる子どもは多い。筋が突然にれん縮する。例えば口しかめ、しかめっつらや、頭部の回旋など。不随意で発作様の出現であるが、子どもはそのことを覚えている。	観察

6 経過における検証：今後、どうなるのか？

てんかんを**診断**し**治療**する道のりはしばしば長く、不確実感や失望感を伴ったり、家族の辛抱や我慢を強いることもあります。

■ 経過のなかで、診断の正しさが証明されることもあれば、否定されることもある。

■ 経過の検証は、とりわけ発作日誌と発作記述に基づく。

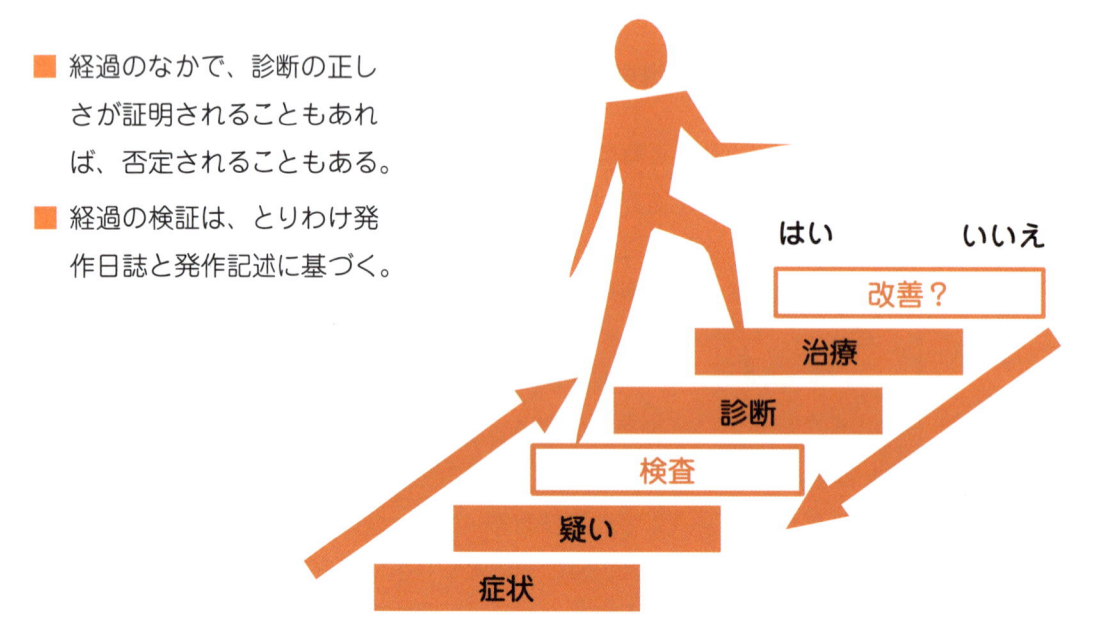

この「**診断のステップ**」の図は、検査から診断を経て治療へと至る道を、何度も往復しなければならないことを示しています。なぜこのように診断と治療が難しいのかは、てんかんの病像がさまざまであり、原因も治療法も異なる多くの種類のてんかんがあることと関係しています。

長く探し求めて、やっと正しい治療法が見つかることもあります。親と子どもと医師の共同作業がうまくいくほど、正しい治療法は見つかりやすいのです。

治療経過の記録

発作の頻度、発作の記述、脳波所見、脳の画像、子どもの発達の状況 ― **すべてのこれらの所見は大切な資料であって、失われてはならないものです。**

てんかんの治療がうまくいくかどうかは、それが系統的に行われるかどうかに大きく依存しています。病気の経過や病歴、発作の記述、診断の経過、治療の効果を、親がよく記録しておくと、系統的な治療にとても役立ちます。親は、子どもの病気についての全ての資料を医師から受け取っておくとよいでしょう。

こうして、親は、子どもの病気の経過についてのエキスパートになることができます。

推奨される補助ツール：ファイル、PC、発作日誌、日記

付録：発作中の検査

発作中に起こっていることを子どもがわかっているのかどうか、反応ができるのかどうかを確かめるためには、次のような検査が役立ちます。

記憶の検査：子どもに、ある物やある言葉を覚えておくように言う。発作後にそのことについて尋ねてみる。

意識の検査：子どもが反応できるか、今ここにいることがわかる（見当識）かどうかを、質問したり、指示してみる。

動きと言葉の検査：子どもが特定の動きを行えるかどうか、特定の言葉を繰り返すことができるかどうかを、指示してみる。

発話にかかわる筋肉の障害による**発語障害**では、子どもは質問されたことを理解しているが答えることができず、不完全な発語になってしまう。しかし、あとでその状況を報告することができる。

健忘（記憶の欠損）：上の検査で覚えておくように言われた物や言葉を思い出せるかどうか、また発作を覚えているかどうかを確認する。

発作中の検査の例：

脳の機能	質問／指示
記憶	「りんご」という言葉を覚えておいて！ これを覚えておいて！（例：ボール）
意識	どうして遊びをやめたの？ 今、何か感じていることがある？ 右手を出してごらん。 ドアはどこにある？
動き、言葉の理解、発語	右手を挙げてごらん。 これが何か、名前を言ってごらん。（例：コップ） 自分の名前を言ってみて。
発話筋の障害による発語障害	舌を前に出してごらん。 自分の名前を言って。
健忘（記憶の欠損）	さっき見せた物、尋ねたこと、言った事を覚えてる？ さっきまで何してた？ さっき何があったか分かってる？

診断

- [ ] 診断とは、病気をみつけて名前をつけること。そのためにはさまざまなステップが必要である。

- [ ] 発作を客観的に記述することと、発作の体験を述べることが、診断にはとても大切である。

- [ ] 神経学的検査、血液検査、脳波検査、MRIは、診断のために重要な情報を提供する。

- [ ] てんかん診断とてんかん症候群分類は、経過の中で検証される。

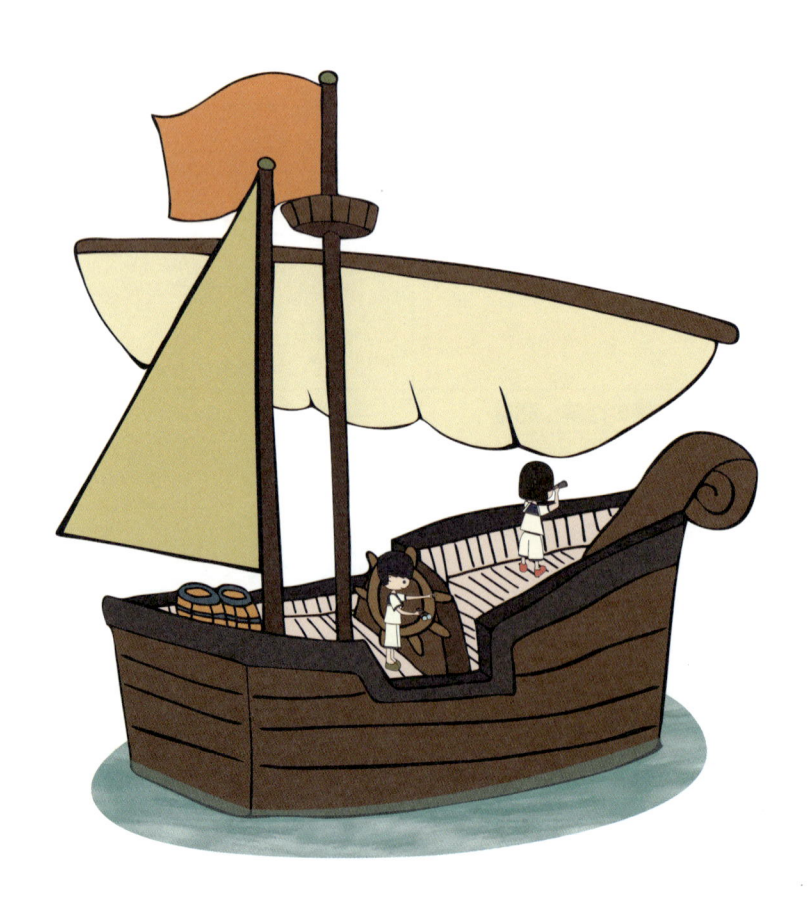

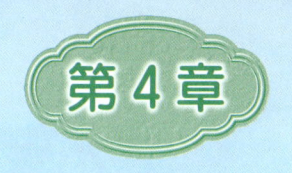

第4章：治療

1. てんかん治療の総論

治療の始まり
治療の理由
治療の目標
治療の可能性／個別の治療戦略

2. 薬物治療

抗てんかん薬
薬物による治療の原則
治療の効果を確認する
副作用
難しい治療状況への対応
緊急薬

3. 薬物以外のてんかん治療

てんかん外科治療
迷走神経刺激療法
ケトン食療法
自然療法
発作の自己コントロール
心理療法
付録：抗てんかん薬一覧

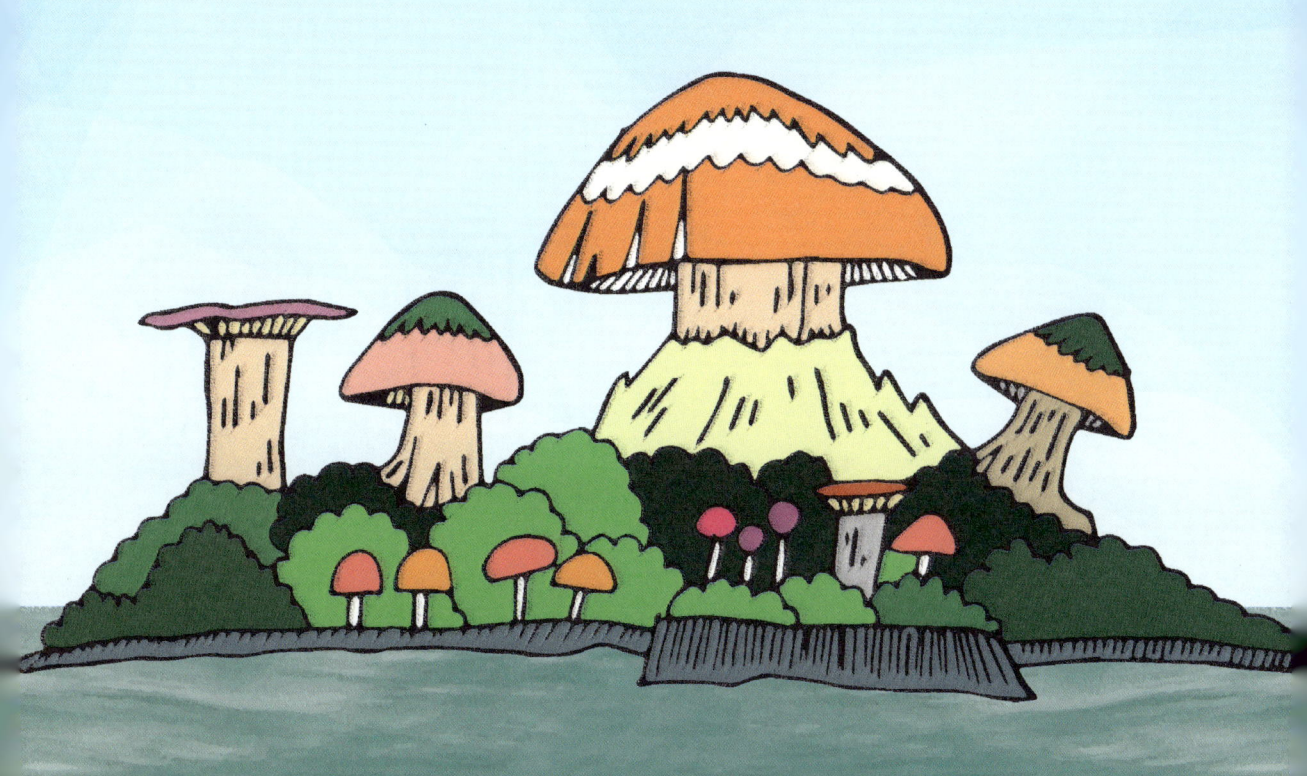

この章では、
子どもたちはきのこの島を
訪ねます

きのこの島なんて本当にあるの？
あるんだよ。
昔、怪我をした人がこの島で見つかった
きのこで傷を治したんだ。
このきのこの治療で、怪我をした人がす
ぐに元気になったと言われているんだよ。
きのこの島で、君はてんかんのいろいろ
な治療を知ることができる。
何よりも、薬の治療のこと。
例えば、薬がからだのどこを通っていく
のか、どうして薬を規則正しく飲まなけ
ればならないのかを学ぶことができる。
発作をできるだけ少なくするために、自
分でどうすればよいのかも知ろう。

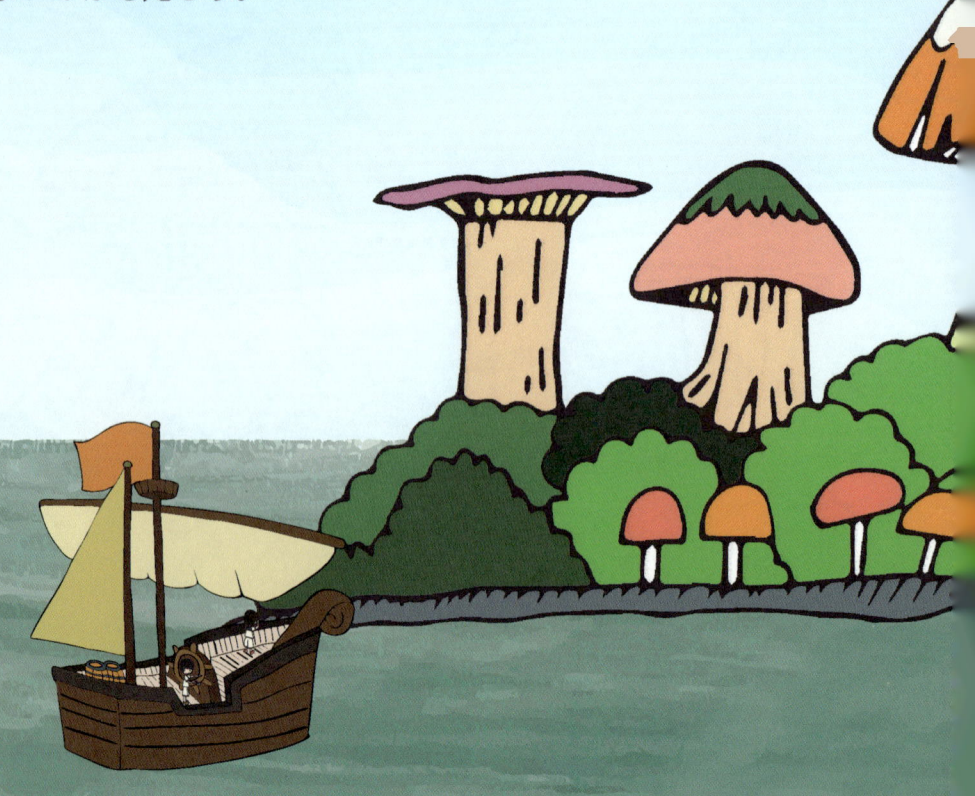

　治療がうまくいくために大切なのは、医師と親の適切な共同作業であり、そのためには親は重要な役割を積極的に果たさなければなりません。

この章では、

- ■ 治療の一般原則を学ぶ
- ■ 薬物治療に関する展望を得る
- ■ さらにどのような治療の可能性があるかを知る
- ■ 困難な治療状況への対応について知る
- ■ 治療にともに積極的に関わっていくにはどうしたらよいかを考える

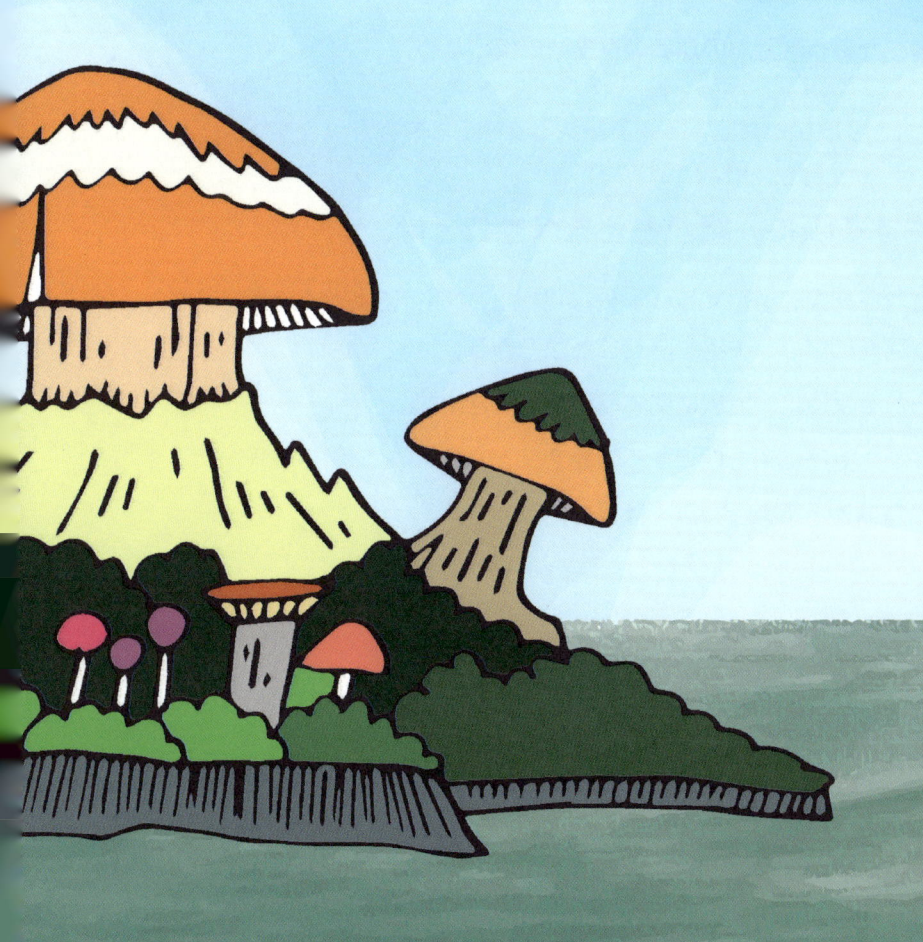

1 てんかん治療の総論

■ 治療の始まり

　発作の間隔がとても長い場合や、明らかな誘因がある発作では、治療は開始されません。てんかんの診断がついたときに、長期にわたる薬物治療が開始されます。

■ 治療の理由

　医師が治療を勧めること、そして親が子どもの治療の開始を決断するには、さまざまな理由があります。以下のひとつ、あるいはいくつかが子どもにあてはまる場合には、治療が妥当と考えられます：

- 子どもに何回も発作があった。
- 子どもの発達のリスクになるような顕著な脳波異常がある。
- てんかんが生活を明らかに制限してしまう。
- てんかんを治療しなければ、子どもの発達にネガティブな影響を与える可能性が高い。
- 発作による外傷のリスクがある（突然の意識の喪失や転倒のため）。

治療を決断することは、大きな期待と共に、不確実感や不安感にもつながります。

治療を始める決断をする際に、親が考えるべきことは、

- 治療によってもたらされる結果を予想する（予後）。現実的な期待によって治療経過をよりよく見定めることが可能になり、失望を防ぐことができる。
- 診察時に説明を受けられるように、治療に関する懸念を書き出す。
- 治療の目標を明確にする：治療に何を期待するのか？
- 治療の成果を判断し、有効性と不都合な点をはかりにかける。

■ 治療の目標

治療を始める前に、治療の目標について考えておくことが大切です。治療の目標はさまざまです。医師、両親、そして可能な限り病気のある子どもと一緒に、治療の目標を明確にしておきましょう。

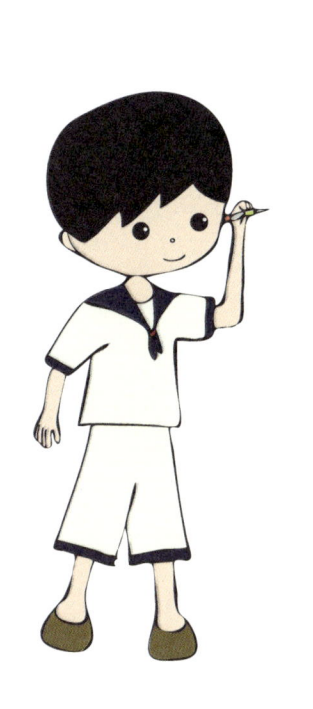
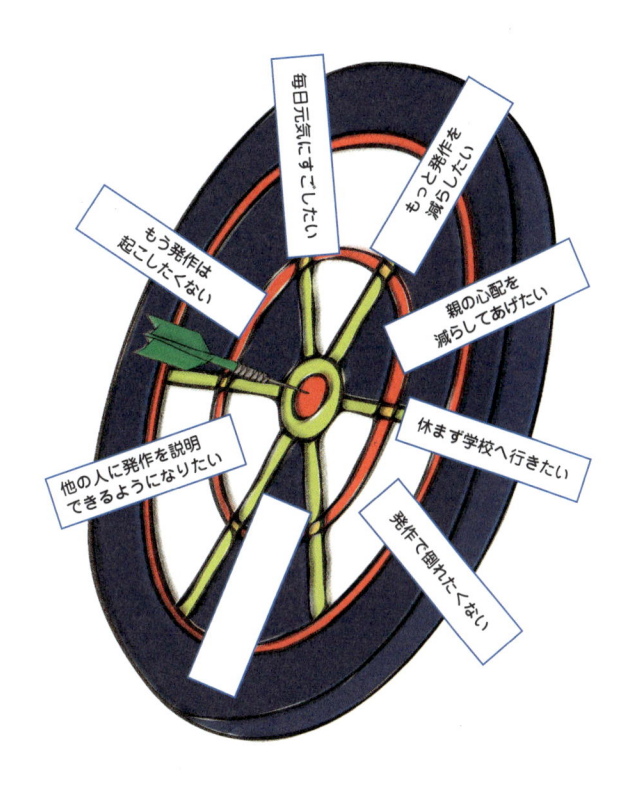

毎日元気にすごしたい

もっと発作を減らしたい

もう発作は起こしたくない

親の心配を減らしてあげたい

休まず学校へ行きたい

発作で倒れたくない

他の人に発作を説明できるようになりたい

治療の目標になりうるのは：

■ 発作がないこと
■ 発作が少なくなる、あるいは軽くなること
■ ケガをしないこと
■ 生活の中でできるだけ制限が少なくなること
■ 治療の副作用ができるだけ少なくなること
■ 発達が障害されないようにすること
■ 生活の質を改善すること

失望しないためには、現実的な目標を定めることが大切です。発作がなくなることが、必ずしも一番の目標ではないのです。

■ 治療の可能性／個別の治療戦略

　治療目標が明らかになると、治療が計画されます。てんかんの型、病気の経過や家族の状況によって、さまざまな治療の方法を利用することができます。

　通常は、てんかんの治療はまず薬物によって行われます。しかし、他の方法もあります。

　随伴する問題があれば、治療を発作だけに限るのでは充分ではありません。治療は全人的に行われるべきであって、相談や学習も含まれるべきです。

てんかん治療の可能性：

- ■ 薬物治療
- ■ 相談（社会支援など）
- ■ 外科治療
- ■ 迷走神経刺激療法
- ■ ケトン食療法
- ■ 心理療法／発作の自己コントロール／バイオフィードバック
- ■ 自然療法
- ■ 学習

2 薬物治療

　通常、薬物治療は長期間にわたり、規則的に行われます。治療により発作が消失しても、この原則はあてはまります。一般的には、発作が消失しても、薬物は少なくとも１，２年間は続ける必要があります。

■ 抗てんかん薬

"古い薬"		"新しい薬"	
ブロム	1868年	ゾニサミド	1989年
フェノバルビタール	1920年	ガバペンチン	2006年
フェニトイン	1940年	ラモトリギン	2007年
プリミドン	1956年	トピラマート	2008年
ステロイド	1960年	レベチラセタム	2010年
スルチアム	1963年	スチリペントール	2012年
ベンゾジアゼピン	1964年	ルフィナミド	2013年
エトスクシミド	1964年	ペランパネル	2016年
カルバマゼピン	1966年	ラコサミド	2016年
バルプロ酸	1974年	ビガバトリン	2016年

　この表には、てんかん治療に重要な薬物が列挙してあります。「新しい」薬物と「古い」薬物があり、いわゆる「新薬」の大部分は、日本では2000年以後に使用されるようになりました。新しい薬は狙いを定めた開発の成果であり、一方、古い薬はむしろ偶然に発見されました。新薬の多くは子どもにも使用されます。

　薬局で手に入る薬の名前は、作用物質の名前とは違うことがあります（同じ作用物質にさまざまな商標名があり、そのいくつかは付録に載せました）。

　古い薬にも非常に有効なものがあり、今日でもよく使用されています。ただ、副作用のためにあまり使われなくなった薬もあります。新薬にはよく効くものもあり、治療のチャンスが広がっています。これまで治療が難しかったけれど、新薬により良い転機が訪れた子どももいます。

さまざまな抗てんかん薬の有効性は、すべての発作のタイプで同じというわけではありません。

薬の選択が行われるのは…

- 発作の型による
- てんかんのタイプ（症候群）による
- てんかんの原因による
- 子どもの年齢による
- 薬物の有効性や副作用の少なさによる
- 既往疾患や随伴疾患があれば、それによる
- これまで行われた抗てんかん薬治療による
- 同時に服用する薬物による

　原則として、治療は「**第一選択薬**」から始められます。つまり、子どものてんかんのタイプに有効で、副作用が比較的少ないことが知られている薬が選ばれます。しかし、薬物への反応は人によって異なるため、あらかじめ効果を完全に予想する事はできません。治療の効果がなかったときには、別の薬が使われます。

　さらなる薬物を使用するということは、新しい治療の可能性であり、うまくいくチャンスがあります。ただ、2つ目、3つ目の薬で発作が消失する人の割合は、最初の薬ほど高くはありません。

　どの薬でも、調整には時間がかかり、つらい作業になります。これまでの発作の状況が悪化することもないわけではありません。それゆえ、薬を変更する前に、この骨のおれる作業が期待される利益に適ったものであるかどうか、もう一度、治療目標について考えてみるのがよいでしょう。診断も、もう一度検証されなければなりません。また、薬物によらない治療戦略を考えてみる必要がある場合もあります。

■ 薬物による治療の原則

薬物治療は一種類の薬物で開始されます。最初の薬は、その効果が生じるまで、あるいは好ましくない作用が現れるまで増量します。限界ぎりぎりまで増量することが大切であるのは、抗てんかん薬の作用が用量に依存していることが多いからです。個々の子どもにどの程度の量が必要か、どの量まで耐えられるかは、非常にさまざまです。それゆえどんな小さな治療の歩みも大切で、忍耐をもって取り組む必要があります。

最初に用いた薬が好ましい結果をもたらさない場合には、2つ目の薬が使われます。その際、1つがゆっくりと増量され、もう1つがゆっくりと中止されます。それゆえ、薬の切り替えのときには、一時的に2つの薬を服用することになります。

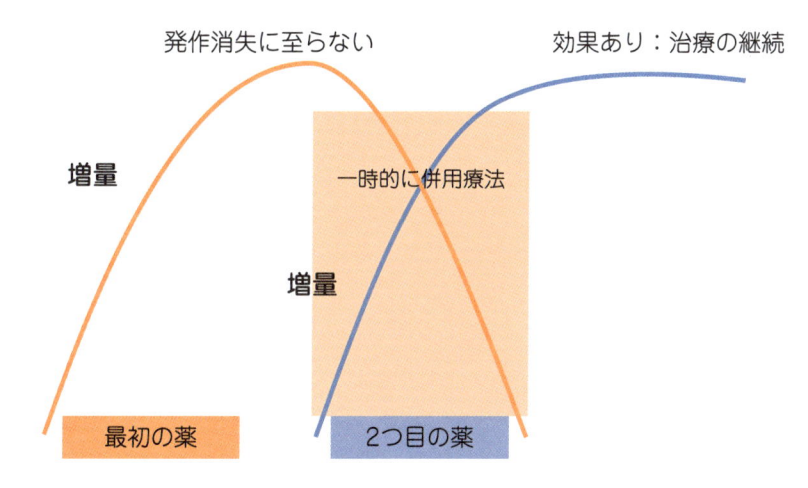

並行して使用する薬を可能な限り少なくするのは、薬の好ましくない作用が併用により増強することがあるからです。**大事なことは、子どもに有効であると確認できない薬は、可能な限り早く中止することです。**

単剤治療の長所：

■ 副作用の影響がもっとも少ない。

■ 個々の薬物の効果あるいは副作用がより分かりやすい。

■ 別の病気の治療のために服用しなければならない薬（例：抗生物質）との相互作用が分かりやすい。

短所：単剤治療で、全ての患者で発作がなくなるわけではない。

この場合には、2つ（3つのこともある）の薬による併用療法が必要になります。異なった発作型がある場合には、より良い効果がみられることがあります。このような場合には、各発作型に応じた薬が使われます。

■ 治療の効果を確認する

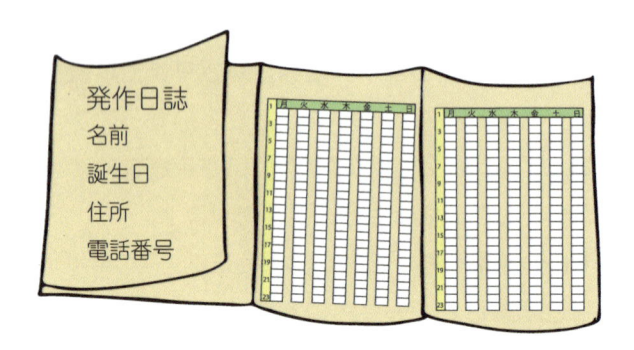

治療の過程で、治療の効果を観察し、記録します。

発作日誌に、重要な情報を分かりやすい方法で記録する：

■ 発作の頻度、発作が出現した日と時間

■ 異なる発作型は、異なる記号で記録する

■ 副作用の可能性（時間、持続、種類と程度）

■ 薬の変更、用量の変更

■ 血液中の薬物の量を測定した血中濃度の値

■ 発作の発生に影響した可能性のある事柄（月経、睡眠不足、旅行）

これらが記載してあると、薬物の作用だけではなく、薬物の量による働きの違いも分かります。このようなことから、個々の子どもに応じた治療が可能になります。

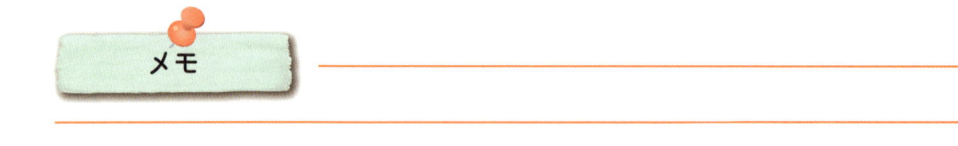

発作日誌には様々なバージョンがあります。小さな冊子のものや、オンラインでの電子カレンダーもあります。

■ 副作用

　どの薬物治療にも、望ましい効果以外に、意図しない作用がありえます。これは、**副作用**と呼ばれます。副作用の中には、受け入れやすいものもありますが（例：気分が明るく晴れる）、**多くの副作用は、好ましくないもの**です。特に薬物を導入したり変更したりする場合に、ありうる副作用を観察することは大切です。

　薬物の添付文書には、その薬物の服用によりこれまで観察された全ての事象が記載されています。このためリストはとても長く、ほとんどは自分の子どもに当てはまるものではありません。しかしいずれにしろ、治療を始める場合には、候補となった薬物の考えられる副作用について情報を得ておくべきです。

　添付文書に書かれていなくても、何か目立った症状が生じた場合には、医師に報告しなければなりません。

てんかんの薬物治療でよくみられる副作用：

■ 疲労感、元気のなさ、注意の障害

■ 行動の変化

■ 食欲の変化（亢進あるいは減退）

■ 消化の問題（便秘あるいは下痢）

■ めまい

■ 霧がかかったように見える、物が二つに見える

■ 発疹を伴う過敏反応

■ 感覚障害（例：手のしびれ）

■ 失調

■ 血液像、肝臓値あるいは血液凝固系の変化

　これらの副作用の中には、直接に観察できる発疹や失調や歩行の不安定さなどがある一方、患者だけに分かる感覚や知覚の変化であることもあります。このような副作用が非常に不快なこともあります。特に年少児や、障害の重い子どもの場合、子どもはそれを感じているけれども、どのように記述するのか言葉を探せないこともあります。そのような主観的な副作用を確認するためには、子どもの表現や行動の変化によく注意することが大切です。

副作用にどう対処するか？

　副作用はさまざまな場面で現れます。どのような対応が必要であるかはその状況に依存しています。

　新しい薬物が導入されたときに現れる一時的な副作用があります。これは、身体が薬物に慣れてくると消えてしまいます。そのような副作用に対しては、我慢をしてしばらく待つことが勧められます。増量をゆっくりと進めるのがよいかもしれません。例外は、例えばアレルギー性の発疹のような重篤な副作用で、この場合はただちに中止することが必要です。幸いなことにこのような副作用は稀ですが、ただちに主治医や病院に連絡する事がとても大切です。

　薬物の量が多くなったとき、あるいは何らかの理由で血中の薬物濃度が非常に高くなったときには、用量依存性の副作用が生じますが、これは減量により消失します。耐えられる薬物の量は子どもにより異なります。

　導入後に血中濃度が治療域にあるにも関わらず副作用が長く続く場合は、その患者にその薬物の耐性がないということになり、薬物は中止されます。中止すると、副作用は消失します。

　どのような副作用に耐えられるかは、人によります。軽度の眠気は、耐えられる副作用と考えられることが多いでしょう。イライラや集中力低下のような、やや重い症状の場合、薬物の好ましい作用が薬物の好ましくない作用を上回っているかどうかを考えてみることが必要です。ただ、発作が好ましくない影響をきたすことも考慮しておく必要があります。

　通常はこのように副作用は一時的なものです。しかし非常に稀ながら、薬物を中止しても消失しない持続性の副作用があります。この副作用は、薬物特異的にあらわれます。つまりある特定の薬物でのみ生じ、リスクは限られています。例としては、「ビガバトリン」で生じる視野狭窄があります。

　薬物を医師と相談なく変えることは勧められません。発作の増加につながることがあります。

まとめ：副作用

■ 抗てんかん薬は問題なく服用できることが多い。

■ 長期の治療によるダメージのリスクは少ない。

■ 血中濃度が非常に高いと、副作用が生じる場合がある。

■ 医師と相談せずに用量を変更するのは危険である。

■ 新しい薬物に慣れてくるまで、一時的に副作用がみられることがある。

■ 重篤な副作用の場合には、薬物はただちに中止されなければならない。

■ 発作が好ましくない影響をきたすことも考慮する。

■ 難しい治療状況への対応

薬を服用するのを忘れてしまった：

　子どもに薬を飲ませなければならないのに、子どもが薬を嫌がるのはよくあることですし、日々の忙しさの中で飲ませるのを忘れてしまうこともあるものです。しかし、てんかんのある人では規則的な服薬が特に大切です。規則的に服薬して血液中に薬物濃度が一定に保たれることで、発作に対する抑制効果が得られるからです。例えば朝の薬を服用していなかったことを昼に気づいたら、その時に服用します。もし昼の薬があれば、2時間くらい先延ばしにすればよいのです。その場合、薬の血中濃度が多少高まるため、副作用が一時的に生じることがあります。日々のツールとして、一週間分の薬箱や、電子機器（例：スマートフォン）は役に立ちます。とりわけ、子どもが服薬を自分で責任もって行うようになる移行期には活用するとよいでしょう。

薬を吐いてしまった：

　嘔吐は子どもでは稀なことではありません。吐いた場合には、てんかんの薬はもう一度服用を試みます。大まかなルールとして、子どもが服用後30分以内に吐いた場合には、全量をもう一度与えます。薬を服用して30分以上経っていた場合には、嘔吐物に錠剤が残っていたらもう一度同じ内容の錠剤を服用し、残っていなければ、再び服用する必要はありません。薬も水分も受け付けなかったり、1日に何回も吐く場合には、すぐに小児科医に連絡します（点滴で水分と薬の投与、座薬の使用）。

子どもが薬を飲まない：服薬を嫌がる理由には、どんなものがあるか？

■ 味が嫌い。

■ 病気や、病気のせいで強制されたりコントロールされることに反抗している。

■ 親の不安を感じとった。

どうすべきか？

■ **薬の味について問い合わせる。**噛むと苦い味がする薬があります。噛むと効果が減弱する薬さえあります。容易に水に溶ける薬もあります。ヨーグルトやゼリーと一緒だと飲み込みやすいかもしれません。

■ **子どもの年齢に合わせて、どうして薬を飲むことが必要なのかを説明する。**
　服薬に対する親のはっきりした対応は、子どもの役にも立ちます。親の明確な態度を子どもは感じ取るものです。

■ **服薬が、歯磨きのように当たり前のことになるとよい。**子どもを「買収」するようなことは好ましくありません（例：「薬を飲んだらチョコレートをあげるよ」など）。薬を服用させようと脅すことも同様です。

薬を中止したときの離脱症状

　人間の体がある薬に慣れていると、それがなくなるときに問題が生じることがあります。てんかん治療においては、特にフェノバルビタールやベンゾジアゼピンがそうです。これらの薬物が中止されると、特徴的な「離脱症状」が一時的に生じます。発作の頻発、発作の変化、不穏、睡眠や食欲の障害、循環の問題などです。離脱症状に耐え続けることは大変つらいことです。だからといって、それを避けるために、不要な薬を長く続けることには意味がありません。

　治療の考え方と薬の調整の目的を明らかにすることが、この困難な期間を乗り越えるのを助けてくれます。ただ頑張り抜くということも必要です。これは、治療成果の改善という褒美をくれるはずです。

困難な治療状況への対応

問題	解決 1	解決 2	解決 3
子どもが薬を飲まない	習慣づける	服薬に関して不明確な点が親にないか考えてみる	
薬を吐いてしまった	医師に大まかな原則を尋ねてみる	薬により異なるため、医師に尋ねる	
服薬を忘れた		忘れたのが数時間前：服用する	忘れたのは12時間前：医師に大まかな原則について尋ねる
薬を中止したときの離脱症状	ありうる症状について医師と話す	薬剤調整の目的を忘れない	理解と忍耐

■ 緊急薬

個々の発作の治療／「緊急薬」

　個々のてんかん発作を中断できるように、付加的に薬物が使われることがあります。これは、親やその他の応急処置をする人（教師など）によって使用されます。投与は、緊急の場合に限られます。通常は、てんかん発作は緊急薬を使わなくても自然に止まります。

緊急薬が処方されるべき緊急状態とは：

■ ３〜５分以上続く強直間代発作（けいれん発作）

■ 10分経っても収まらない焦点発作

■ 発作が群発するとき（個々の経験に照らし合わせて）

■ 全てのてんかん重積状態

投与方法：

■ 経口：口に垂らす

■ 経頬：頬に含ませる

■ 経腸：坐薬あるいは注腸

■ 医師による静脈投与

緊急薬投与のヒント

　緊急薬の投与量は、医師との話し合いではっきりとさせておく必要があります。子どもによって投与量がさまざまであることに注意します。発作に際して投与する緊急薬の量は、必ず処方された量であること。例えば、坐薬２本の指示がある場合、まず１本だけというのはよくありません。発作がうまく止まらないことがあるからです。

緊急薬が効かない

　緊急薬を使って数分経っても発作が止まらない、あるいは見ている感じで強さが明らかに減じていかない場合は、緊急受診をするべきです。

3 薬物以外のてんかん治療

　体系的な抗てんかん薬の単剤治療あるいは併用治療で子どもの発作が消失しない場合は、**治療抵抗性**、正しくは**薬物治療抵抗性**といわれます。

　このような状況で、通常は薬物での治療への追加として、他の治療が勧められることもあります。

これらには：
■ てんかん外科治療
■ 迷走神経刺激療法（新しい刺激方法も開発中）
■ ケトン食療法
■ 自然療法
■ 精神療法・発作の自己コントロール
などがあります。

治療名	行うのは	行わないのは	結果は？
てんかん外科治療	・2つの薬物で効果がないとき ・焦点てんかん ・外科治療で良い予後が想定されるとき	・薬物で発作が止まったとき ・多焦点性の場合 ・合併症のリスクがあるとき	・発作焦点が除去された場合、50〜85％の人で発作が消失
迷走神経刺激療法	・薬物治療で効果がみられないとき ・てんかん外科治療ができないとき	・他の治療オプションがあるとき	・症例により30〜70％の発作減少 ・発作消失は稀
ケトン食療法	・主として小児期の重症てんかん	・この食事を嫌がるとき ・重い副作用が生じたとき	・症例によっては優れた効果がある ・発作消失もありうる
自然療法	・薬物治療の補完として、体調の改善、副作用の軽減		・個々人によってさまざま
発作の自己コントロール	・前兆のある発作 ・発作と内的・外的な要因が関連するとき	・協力できないとき	・個々人によってさまざま

■ てんかん外科治療

てんかん外科治療が勧められるのは、

■ 少なくとも2つの薬物で十分な治療効果がみられなかったとき

■ 原因として、限局した脳の組織変化がみられるとき（例：腫瘍、瘢痕、大脳皮質の形成障害、血管奇形など）

■ 発作が脳の限局した部分から生じていることが確かなとき

■ 発作の焦点あるいはその近傍に大切な機能（感覚・運動や言語など）がないとき。脳の大きなダメージの危険なく、組織の切除が可能なとき

　今日では、全てのてんかんのある人のおよそ5％で、この治療方法がとても有効であると考えられています。

　詳細な術前検査が必要になります。最も大切なのは、何日にもわたる長期脳波検査です。ビデオと同時に記録するため、ビデオ脳波モニタリングといわれます。複数の発作を記録することが目的です。MRI検査（3章「診断」参照）と詳細な神経心理検査も標準的に行われます。神経心理検査により、子どもの認知機能が確認されます。また個々のケースで、脳のどの構造が特に保護されるべきかも判断されます。テストを術後にも行うことで、子どもの認知作業能力が変化したかどうか、発達経過が良い方向に向かっているかどうかが分かります。

　手術による合併症や脳の働きへのネガティブな影響は稀ですが、この点で、間違った先入観が流布していることがあります。

　発作の原因が永続的に除去される可能性があり、その場合には発作は消失します。

メモ

■ 迷走神経刺激療法

迷走神経刺激療法が勧められるのは、以下のような場合です：

- ■ ２つあるいは３つの異なる薬物療法で十分な効果が得られないとき
- ■ てんかん外科治療ができないとき

　手術で、平らなマッチ箱サイズの電気装置が鎖骨の下の皮膚下に置かれます（心臓のペースメーカーと同じように）。この刺激装置が、細いワイヤーを介して電気刺激を迷走神経に送り、それが脳に届きます。刺激の持続、強度、周波数は、その後の治療過程の中で、発作に対して最良の効果が得られるよう少しずつ設定調整されます。手術の副作用や合併症は稀です。最も重要な副作用は、刺激している間、子どもの声が変わり、ややかすれて聞こえることです。小さな子どもでは、装置が少し盛り上がって目立ち、上半身を裸にすると目に付くことがあります。

　好ましい副作用として、てんかん発作以外に、抑うつ状態も、この刺激でポジティブな影響を受けるということが知られています。

　この治療法は、焦点てんかんでも全般てんかんでも導入可能です。発作の前に予兆を感じる人は、マグネットによって装置のスイッチをオンにすることができます。発作が中断することもあります。

　稀ですが、迷走神経刺激により発作がなくなる人もいます。30％〜70％発作が減ることが報告されています。抗てんかん薬、あるいは他の薬物と相互作用がないことは利点といえます。ただ最も大きな短所は、バッテリー交換のために数年後に再び手術が必要になることです。薬物による治療は継続されます。

メモ

■ ケトン食療法

ケトン食（てんかん食）療法が勧められるのは、

■ 薬物療法が十分に有効でなかったとき

■ てんかん外科治療ができないとき

■ てんかんが、子どもの発達にネガティブな影響を及ぼす可能性が高いとき

■ 子どもがその食事を受け入れるとき

　この食事療法は、持続的な飢餓状態に類似しています。栄養分では脂肪成分が多くなります。食事の抜本的な変更にはリスクが伴うため、食事療法の開始は病院で行われる必要があります。まず最初に絶食の段階があり、その後食事が導入されます。どの食事も80%の脂肪分を含みます。通常は、脂肪4、炭水化物1、タンパク1の割合です。添加物も規則に従って厳密に選択され、計測されます。栄養分が正しく準備され、味付けも整えられるように、最初は栄養指導が不可欠です。食事療法は一定の期間続けられなければなりません。例外食や不食は、ケトン食の維持を中断してしまい、効果が疑わしくなります。治療に反応する場合は、最初の8週間以内に30%の子どもで発作の有意な減少が認められます。

　副作用としては、便秘、食欲不振、嘔気、倦怠感、集中力障害、腎結石、成長障害、血中脂質の増加などが挙げられます。それゆえ、薬物治療と同様に、医師の定期的なコントロールが必要です。

　ケトン食療法は、すべてのてんかんのタイプで試みることができます。6歳までの小さい子どもの方が、年長の子どもよりもケトン食によく耐えられるといわれます。青年や大人はすぐに止めてしまうことも少なくありません。そのような場合は、アトキンス食のような修正型の食事形態が良いでしょう。

　食事療法の短所としては、追加の出費、食物摂取の厳格なコントロール、食事のときに子どもを特別に扱うことなどにより生じる家族生活への負担などがあります。

メモ

■ 自然療法

　てんかん治療においても、自然療法や代替療法の可能性に関心を持つ親がいます。主治医と話し合う必要がありますが、てんかん治療においては、これらの治療法は補足的なものであり、決して薬物治療の代わりにはなりません。

　代替療法には、バイオフィードバック、漢方、鍼療法、植物療法、栄養療法などがあります。これらに共通しているのは、「経験療法」、「全体医学」、「秩序療法」であることです。

　最初の目標設定は、一つの症状を標的にした個別的な治療ではなく、身体の力を自己制御できるよう活性化し強化するというものです。そこには、意識的な滋養、節度ある生活、健全な環境形態、意識的な呼吸や動きなどが含まれます。実はこれらは、社会医学がてんかんで推奨してきたものと何ら変わりはありません。つまり、薬物治療と医師の診療に加えて、十分な睡眠、規則正しい生活リズム、運動、健康な食事、そして不安のない感情状態を勧めるものです。代替療法でも、病気になると特別な治療や薬が用いられます。

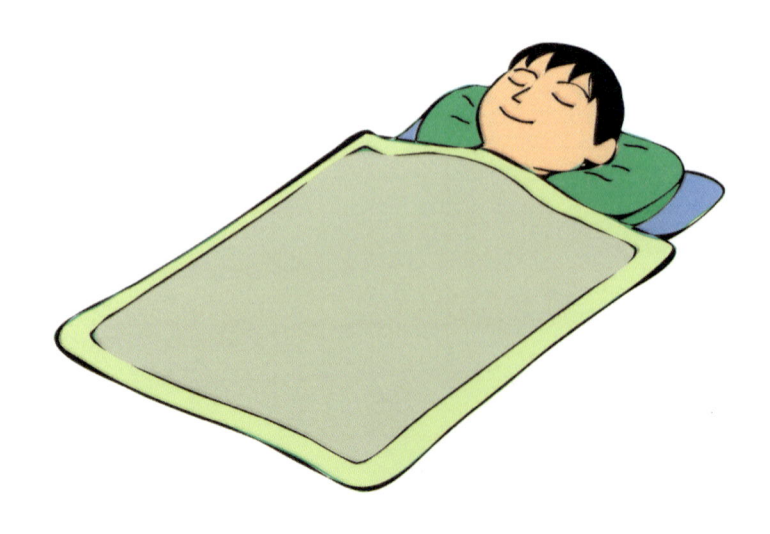

■ 発作の自己コントロール

　ある特定の対処によって、起こり始めた発作が止まったり、発作になるのを防いだり遅らせたりすることができるという経験をした人は少なくありません。この経験に基づいて、行動療法的な治療法、つまり「発作の自己コントロール」を考えることができます。薬物治療を補完する療法です。

発作の自己コントロールでは2つのアプローチが行われます。
■ 発作の引き金になる要因や、発作を引き起こしやすい要因に対処する。
■ 前兆ではじまる発作を、対抗手段で中断する。

発作の誘因

　ある特定の要因が、常に発作につながる人がいます（反射因）。しかし多くの誘因は、反射因ほど発作との関連がはっきりとはしていません。

　特定の刺激が子どもの発作を誘発することを、親が観察することがあります。例えば驚きとか、不安や喜びのような情動的な興奮があげられます。さまざまな要因が一緒になって初めて発作につながることもあります（例：睡眠不足とストレスが結びついたとき）。

より安全な状況

　発作を誘発する要因を観察する場合には、発作が少なくなる、あるいは起こらない状況があるかどうかをみることも大切です。このような状況がもしあれば、発作の誘因を避けたり、何らかの取り組みを考えることが可能になります。より安心できる状況を知っておくと、
■ 不要な規則や禁止で、子どもの生活を制限することがないようにできる。
■ 安全な状況は強みとなり、発作を誘発する状況にうまく取り組むことができるようになるかもしれない。すると、発作の不安が減少する。

　しかし、さまざまな努力をしてみても発作の誘因を見いだせない場合もあります。発作に関係する要因だと疑っていたが、結局はそうでなかったということもあります。発作につながる危険があるという理由で子どもから大切なものを奪い去ってしまう前に、しっかりと確かめる必要があります。

発作を回避するために、例えば

服薬忘れ	薬箱を使用する 服薬を、規則的な活動と結びつける
発熱	熱を下げる：身体の一部を冷やす、解熱剤を使う
ストレス	負荷を軽減する、問題を解決する 短期的には：リラックスする練習
心的要因（例：怒り）	葛藤を明らかにする、場合によって精神療法 短期的には：リラックスする練習
テレビ	正しい距離をとる、点滅の少ないテレビ、片目をつぶる

前兆の中断

　発作が前兆で始まるときには、発作を回避できる可能性がさらに大きくなります。前兆を中断できることがあるからです。てんかんのある人の多くは、発作を中断するためのテクニックについて経験があるか、あるいは意識せずにそのような方法を行っています。「基礎知識」の章で登場したケンジくんとマリさんには、身体の一部分に始まる発作がありました。ふたりとも対抗手段を記述していて、ケンジくんは発作の始まった手で机を叩き、マリさんはこみあげてくる感覚を飲み込もうとしました。ふたりとも、いつもうまくいくとは限りませんが、治療のなかで取り上げられる手がかりとなりました。

　発作中断の過程は、子どものプログラムには下の漫画で描かれています。

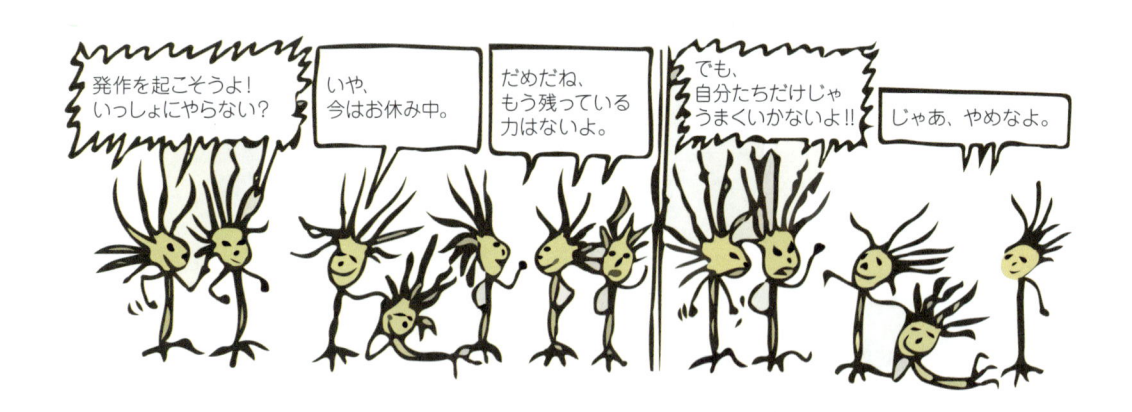

　このような対抗手段は、てんかん焦点の近くにある神経細胞を活性化させ、発作活動が広がるのを防ぎます。それによって発作が中断、あるいは先延ばしされて、安全な場所に避難することができるのです。

有効な対抗手段

　前兆の中断に至る有効な「対抗手段」の原則は、発作症状の「反対」を試みるということにあります。

　てんかん発作によるむずむず感に対しては、その部分をこする。口の中の奇妙な感じには、ひとつまみの塩をなめる。突然に強い赤色が見える場合には、緑色を強く想像するなどです。

前兆の例と対抗手段

手のむずむず感	手をこする、拳を作る
高い音が聞こえる	低くうなる
赤い色が見える	緑色を思い浮かべる、言い聞かせる
思考が飛ぶ	一点に集中する
不確実感／不安	より安全な状況を思い浮かべる、 決まったパターンで短くリラックスする

　発作の中断は、脳波-バイオフィードバック法で行うこともできます。脳波にてんかんに特徴的な発作活動が現れないような、リラックスした覚醒状態を作り出すことを学ぶ技法です。

発作の自己コントロールの成果

　これまで、これらの経験は主に成人でのものでした。おそらく、これらをずっと行うには自己観察と自己規律を要し、子どもや若い人にはハードルが高いと想定されたためでしょう。しかし多くの子どもは自ら体験しています。子どもには、発作に対して自ら試していることがあるかを是非質問してみるべきで、もし対抗手段を使っているようであれば支援するのがよいでしょう。ただ大切なことは、子どもそして自分自身にも過大な成果を望まないことです。発作が強い情動と結びついているような場合には、心理療法の専門家にコンタクトを取ることが有用であると思われます。

治療

対抗手段を用いて前兆を中断する場合に守るべきこと

　対抗手段による前兆の中断が効果的であるためには、いくつかの規則に留意する必要があります。

　12歳のある子どもが、発作の中断の成り行きをイラストに描きました。左側のマンガには、うまくいかなかった様子が描かれています。右側には、どのように発作をコントロールできたかを描いています。半分以上ではうまくいっています。

効果のなかった試み	効果のあった試み

1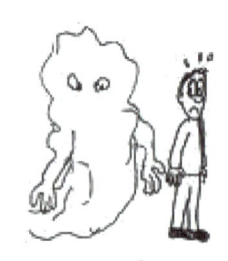

対抗手段は、できるだけ早く、そして素早くはじめること。対抗手段をとろうという反応は（これは良い練習になる）、遅すぎるよりは早すぎる方がよい。

1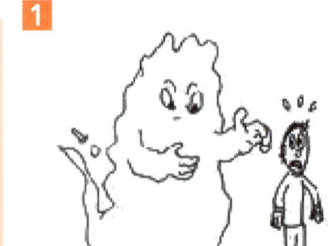

2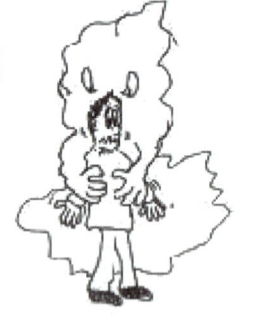

対抗手段は、前兆があれば必ず、そして徹底して行うこと。発作に対して知らぬふりをせず、決然とした態度を取るのがよい。

2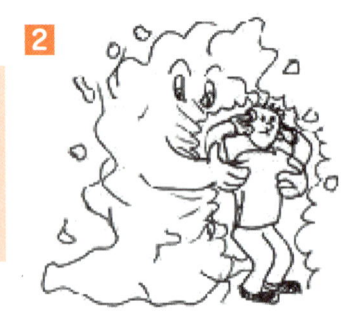

3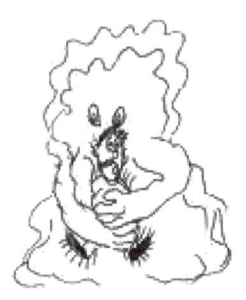

対抗手段は、発作が完全に消失するまで、十分に長い時間行うこと。そうすれば止まる。

3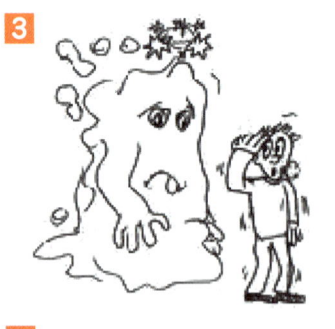

4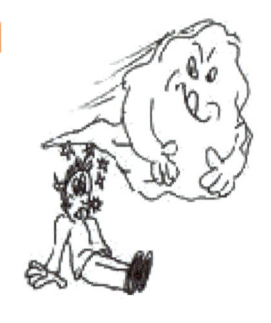

うまくいけば、喜ぼう！どうして上手くいったのか、あるいはどうして上手くいかなかったのか、反省してみる。そして、次回にそなえ、方法をさらに改善する。

4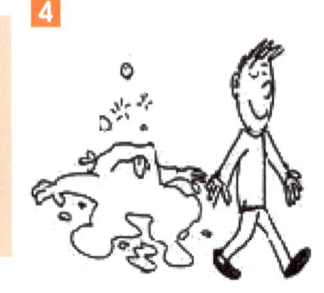

まとめ：

　てんかん治療における精神療法的な手法の主な目標は、健康の推進に積極性をもつことです。この目標に少しばかりの注意を向けることは、決して損にはなりません。完全な発作の消失が得られなかったとしても、発作をより少なくしたり、発作が起こるのを遅らせたり、発作を短くしたりできるという可能性は、その人の自立を促し、病気には逆らえないという感情を少なくしてくれるのです。

■ 心理療法

　他の病気と同じように、てんかんのある人も強い心的負荷を抱えていることがあり、これは病気の経過にネガティブな影響を与えます。心理療法によって、葛藤や不安をなくし、困難な状況に対処するより効果的な行動様式を学ぶことができます。また、病気と病気があるがゆえに生じることに、よりよく取り組むのに役立ちます。心的な負荷が少なくなると、病気に対する不安が軽減することなどを通じて、発作の状況も改善することがあります。さらに、薬物の服用も規則的になって、効果が高まることにつながります。

子どもや家族への心理療法が勧められるのは、
■ 発作が特定の心的負荷状況で現れると考えられるとき
■ 発作や発作に関連した負荷のために、強い不安、抑うつ、攻撃性のような心的障害、あるいは頭痛や睡眠障害のような心身症状がみられるとき
■ てんかん発作以外に、心的な葛藤あるいは過剰な負荷の表現として理解される解離性発作が生じている場合

　子どもの治療の際には、親は基本的に同伴します。思春期の場合もそうです。問題が家族との共同生活にある場合、あるいは別の家族のメンバーに負荷となっているような場合には、治療の重点はそれに相応して移動します。小さな子ども、あるいは重い障害のある子どもの場合には、親へのアドバイスが中心になります。治療の開始が早ければ早いほど、その効果の見通しは良くなります。

　心理療法の前提は、親と子どもが治療に協力できるか、協力の準備があるかどうかです。てんかんの子どもやその親を治療した経験のある心理師は多くありません。このため、てんかんのタイプ、てんかんの原因、その影響および治療についての基本的な情報は非常に重要であり、医師と心理師の情報交換が大切です。

付録：抗てんかん薬一覧

　抗てんかん薬の数は増加しています。このため、多くの患者にとって、発作が改善するチャンスが増えています。他方、全体を把握するのが難しくもなってきました。薬剤は同じ有効成分でも製薬会社や国によって販売名が違い、また一般名を冠した後発薬も発売されています。

以下に、それぞれの薬剤について、次の5項目について解説します。あくまで参考ですので、詳しいことは主治医に確認するようにしてください。：

■ どのような場合に導入されるか（適応）
■ どのような場合には使用されないか（禁忌）
■ どのような場合には注意して使用されるか（慎重投与）
■ 好ましくない作用が出現することがあるか（副作用）
■ 特に注意すべきことがあるか　例：効果の消失

ベンゾジアゼピン
商品名：
クロバザム：マイスタン®
クロナゼパム：リボトリール®、ランドセン®
ジアゼパム：ホリゾン®、セルシン®
ニトラゼパム：ベンザリン®、ネルボン®
ミダゾラム：ドルミカム®、ミダゾラム®

主に使用される場面：
急性状況での危機介入（遷延する発作、頻発する発作、てんかん重積）
薬物の切り替えが難しいときの橋渡し
薬剤の服用ができない手術時
長期に服用することもある

適応：焦点発作、強直間代発作、強直発作、欠神発作、ミオクロニー発作、脱力発作など（併用療法）
禁忌：ベンゾジアゼピンに対する過敏症、急性狭隅角緑内障、重症筋無力症
慎重投与：肝機能障害・腎機能障害のある人、呼吸機能低下のある人、高齢者など。
副作用：疲れやすさ、意欲減退、失調、めまい、構音障害、筋緊張の減少、流涎（クロナゼパム）、易刺激性、急激な中断では離脱症状（心拍亢進、振戦、発汗、不穏、離脱発作）、急速な静注では呼吸停止のリスク、子どもでは逆説的反応（興奮、いらいら）がみられることもある。
特記事項：長期に服用していると効果が減弱することがある（耐性）。主に成人では依存性に注意。

カルバマゼピン

商品名：テグレトール®

適応：焦点発作、強直間代発作

禁忌：カルバマゼピンに対する過敏症、重篤な血液障害のある人、高度の徐脈のある人、ポルフィリン症の人など

慎重投与：心疾患のある人、肝障害・腎障害のある人など

副作用（用量依存性）：めまい、失調、目のかすみ、複視、ミオクローヌス、悪心、過敏症（皮疹）、血液像の変化（貧血、血球減少、低ナトリウム血症）、水分貯留、体重増加

特記事項："酵素誘導"（肝臓で代謝が促進され、他の抗てんかん薬や避妊薬などの薬剤の分解や変換が急速に進むこと）

エトスクシミド

商品名：ザロンチン®、エピレオプチマル®

適応：欠神発作、ミオクロニー発作、失立発作、点頭てんかん

禁忌：エトスクシミドに対する過敏症、重篤な血液障害のある人

慎重投与：肝機能障害・腎機能障害のある人など

副作用：悪心・嘔吐、食欲不振、腹痛、下痢、頭痛、眠気、めまい、ふらつき、疲労感、幻覚、妄想、血球減少、薬疹、SLE様症状（発熱、紅斑、筋肉痛、関節痛、リンパ節腫脹など）

特記事項：強直間代発作には効かないため、欠神発作と強直間代発作がある子どもでは併用療法が必要である。

ラモトリギン

商品名：ラミクタール®

適応：焦点発作、全般発作（欠神発作、強直間代発作）、レノックス・ガストー症候群（併用療法）

禁忌：ラモトリギンに対する過敏症

慎重投与：肝機能障害・腎機能障害のある人、他の抗てんかん薬に対するアレルギー歴、自殺念慮のある人など

副作用：急速な増量で発疹（最悪の場合、スティーブンス・ジョンソン症候群、中毒性表皮壊死融解症、薬剤性過敏症症候群など）：それゆえ少量から開始し、緩徐に増量する。特にバルプロ酸との併用では低用量から。

睡眠障害、胃腸障害、食欲不振、不安・焦燥、高濃度では複視、震え（振戦）。

好ましい副作用：覚醒度の向上：人によっては気分の安定化

特記事項：バルプロ酸の併用によりラモトリギンの血中濃度が上昇する。酵素誘導する薬剤（カルバマゼピン、フェニトイン、フェノバルビタール）との併用では血中濃度が低下する。

レベチラセタム

商品名：イーケプラ®

適応：焦点発作、強直間代発作（併用療法）

禁忌：レベチラセタムに対する過敏症

慎重投与：肝機能障害・腎機能障害のある人、高齢者

副作用：めまい、眠気、抑うつ、易刺激性、行動障害、消化器症状、食欲不振

特記事項：酵素誘導を受けない。精神症状の出現に注意する。

ガバペンチン

商品名：ガバペン®

適応：焦点発作（併用療法）

禁忌：ガバペンチンに対する過敏症

慎重投与：腎機能障害のある人、高齢者

副作用：めまい、眠気、頭痛、複視

特記事項：他の抗てんかん薬との相互作用はない。制酸剤で血中濃度が低下する。

スチリペントール

商品名：ディアコミット®

適応：ドラベ症候群の発作（バルプロ酸、クロバザムとの併用）

禁忌：スチリペントールあるいはデキストリンなどの添加物に対する過敏症

慎重投与：肝機能障害・腎機能障害がある人、血液障害のある人など

副作用：眠気、ふらつき、食欲減退、不眠、血球減少

特記事項：体重減少に注意。他の薬物との相互作用あり（肝代謝酵素阻害作用）。

フェノバルビタール

商品名：フェノバール®

主に使用される場面：

急性期（遷延する発作、頻発する発作、てんかん重積）や新生児発作で用いられることが多いが、長期に連用することもある。

適応：焦点発作、強直間代発作

禁忌：バルビツール酸系に対する過敏症、急性間欠性ポルフィリン症患者など

慎重投与：肝機能障害・腎機能障害のある人、高齢者など

副作用：眠気、めまい、だるさ、意欲減退、緩慢、運動失調、易刺激性、多動、睡眠障害、認知機能（知覚、注意、集中、思考、反応速度）の緩慢化・低下

特記事項：急に中止すると離脱症状が生じうる。酵素誘導あり。

フェニトイン

商品名：アレビアチン®、ヒダントール®

適応：焦点発作、強直間代発作、てんかん重積（静注）

禁忌：フェニトインに対する過敏症など

慎重投与：肝障害のある人、血液障害のある人など

副作用：用量依存性では、複視、霧視、眼振、歩行失調、めまい、構音障害、手の振戦、錯乱。長期服用では、歯肉腫脹（歯ぐきの腫れ、それゆえ歯や口のケアが大切）、多毛、顔貌の変化、にきび、小脳萎縮、集中力やその他の認知機能の低下

特記事項：酵素誘導あり；非線形の薬物動態（ある量以上に増やすと血中濃度が急激に上昇し過量になる）

トピラマート

商品名：トピナ®

適応：焦点発作（併用療法）

禁忌：トピラマートに対する過敏症

慎重投与：閉塞隅角緑内障の人、アシドーシスになりやすい人、腎機能障害・肝機能障害のある人、自殺企図の既往及び自殺念慮を有するうつ病の人など

副作用：体重減少、食欲低下、めまい、歩行失調、血液の過酸化（アシドーシス）、喚語障害、眼振、四肢のしびれ、ふるえ、だるさ、緩慢化、記憶障害、集中力障害、稀に腎結石。緩徐な増量では副作用が少ない。

特記事項：他の抗てんかん薬の血中濃度には影響を与えない（フェニトインは例外）

スルチアム

商品名：オスポロット®

適応：小児の良性焦点てんかん（ローランドてんかん、後頭葉てんかん）、焦点発作

禁忌：スルチアムに対する過敏症、腎障害のある人

副作用：過呼吸（身体の労作を伴わない多呼吸）、食欲低下、胃腸障害、四肢あるいは口のしびれ、だるさ、頭痛、複視、めまい感、まれに精神病症状、幻覚

ルフィナミド

商品名：イノベロン®

適応：レノックス・ガストー症候群の発作（併用療法）

禁忌：ルフィナミドに対する過敏症

慎重投与：他の抗てんかん薬に対するアレルギー歴、肝機能障害のある人、先天性QT短縮症候群

副作用：眠気、嘔吐、食欲低下

バルプロ酸

商品名：デパケン®、セレニカ®

適応：焦点発作、強直間代発作、間代発作、ミオクロニー発作、欠神発作、ウエスト症候群、レノックス・ガストー症候群、てんかん重積

禁忌：重篤な肝障害のある人、カルバペネム系抗生物質の併用、尿素サイクル異常症の人

慎重投与：肝機能障害のある人、自殺企図の既往のある人など

副作用（用量依存性）：体重増加、脱毛（可逆的）、血小板減少（鼻血、内出血など）、胃痛、嘔気、嘔吐（稀に服薬時にも）、震え、肝機能障害、他の抗てんかん薬との併用でごく稀に肝不全（乳児や小児でリスクが高い）、妊娠早期の服用で催奇形性（二分脊椎）、だるさ、疲労、無関心、食思不振、腹痛、嘔気、嘔吐、出血傾向（青あざ、鼻血）、皮膚が黄色になるような場合には肝機能障害に注意

ゾニサミド

商品名：エクセグラン®

適応：焦点発作、強直間代発作、強直発作、欠神発作

禁忌：ゾニサミドに対する過敏症

慎重投与：重篤な肝機能障害のある人

副作用（用量依存性）：眠気、食欲不振、自発性低下、発汗減少、結石など

特記事項：フェニトインの血中濃度を上昇させる。

ビガバトリン

商品名：サブリル®

適応：ウエスト症候群（点頭てんかん）

禁忌：ビガバトリンに対する過敏症、サブリル処方登録システムの規定を遵守できない人

慎重投与：黄斑症・網膜症・緑内障又は視神経萎縮の既往又は合併症のある人、腎障害のある人、精神症状の既往歴のある人など

副作用：治療開始時にだるさ、めまい、複視、頭痛、体重増加、神経過敏、いらいら、攻撃性（特に既往のあるとき）、視野欠損（無症候性もあり）

特記事項：長期服用で効果が減弱することがある

ペランパネル

商品名：フィコンパ®

適応：焦点発作、強直間代発作（併用療法）

禁忌：ペランパネルに対する過敏症、重度の肝機能障害のある人

慎重投与：軽度及び中等度の肝機能障害・腎機能障害のある人など

副作用（用量依存性）：めまい、眠気、易刺激性

特記事項：酵素誘導を受けるが、他薬への影響は少ない

ラコサミド

商品名：ビムパット®

適応：焦点発作

禁忌：ラコサミドに対する過敏症、重度の肝機能障害のある人

慎重投与：肝機能障害・重度の腎機能障害のある人、心伝導障害や重度の心疾患の既往のある人など

副作用（用量依存性）：めまい、眠気、頭痛、嘔気、心臓の伝導障害に注意

特記事項：他薬との相互作用は少ない

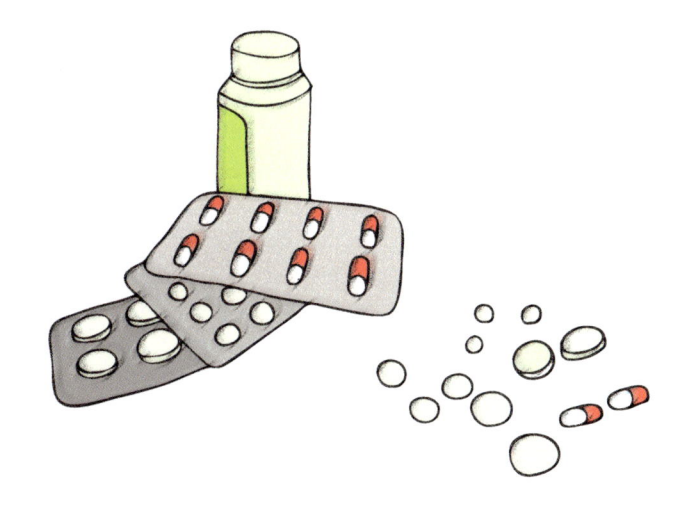

治療

- ☐ てんかんの治療には十分な根拠がある。治療の目標はさまざまである。

- ☐ てんかん治療においては、まず薬物治療を考える。

- ☐ てんかん外科治療、迷走神経刺激療法、ケトン食療法、自然療法、発作の自己コントロールは、薬物治療を補完する重要な治療法である。

- ☐ 治療の経過はしっかり記録されるべきである。

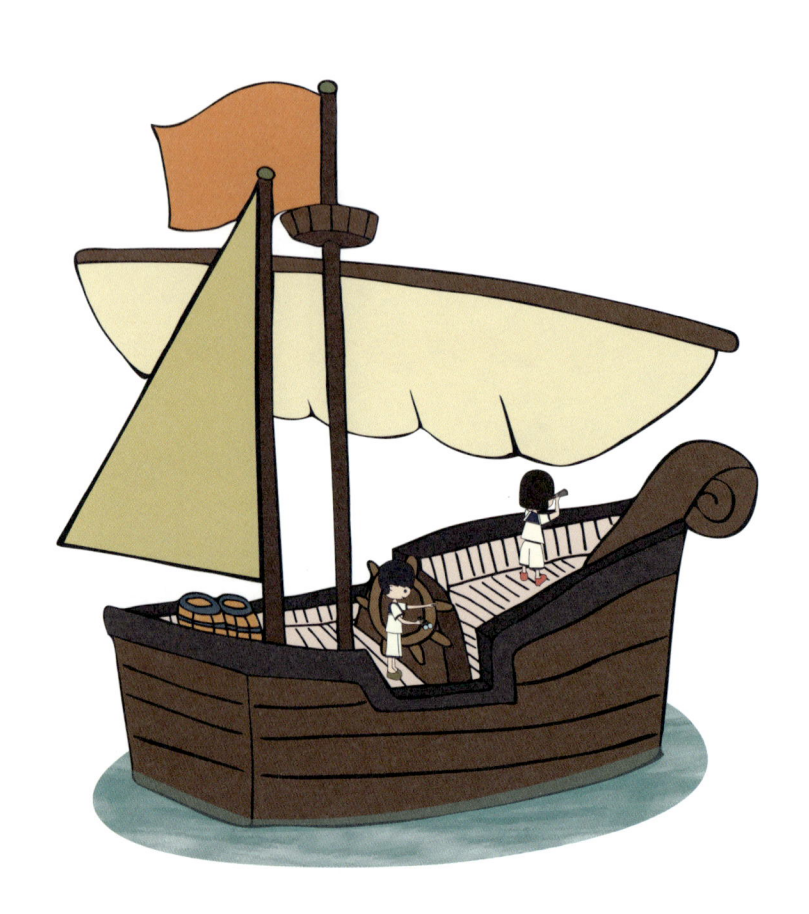

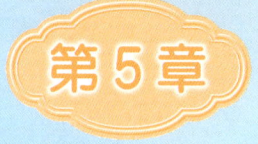

第5章

第5章：予後と発達

1.予後

予後とは予想のこと
てんかんはさまざまな経過をとる
発作消失のチャンスはどれくらいか？
発作が減るとは、発作がなくなるとは、
どういうことか？
いつ、薬が中止できるか？

2.発達

てんかんが運動発達に及ぼす影響
てんかんが認知発達へ及ぼす影響
てんかんが情緒的・社会的発達に
及ぼす影響
統合／インクルージョン
幼稚園／学校
特殊な場合：いじめ
子どもがうまく育つには、何が役立つか？

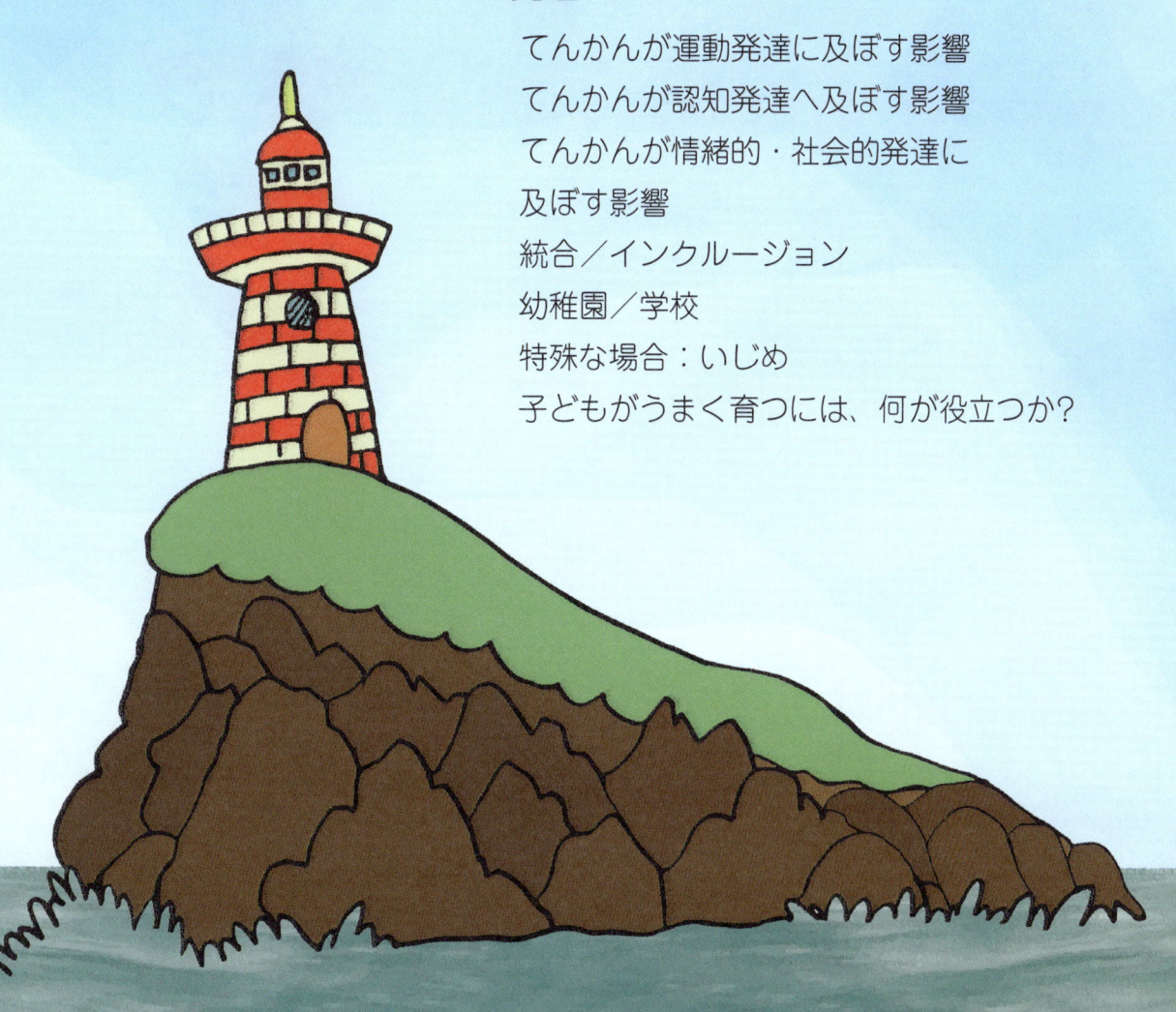

この章では、子どもたちは灯台の島を訪ねます

灯台は、明るい光で、船にどこが島で
どこが海岸なのかを教えてくれる。
港を見つけるのにも役に立つんだ。
昔は、昼も夜もずっと火の明かりで照
らしていたんだよ。
でも、今は電気の光で船に信号を送っ
ているんだ。
灯台は高いところにある。
灯台にのぼると、遠くまで素敵な眺め
を楽しむことができるよ。

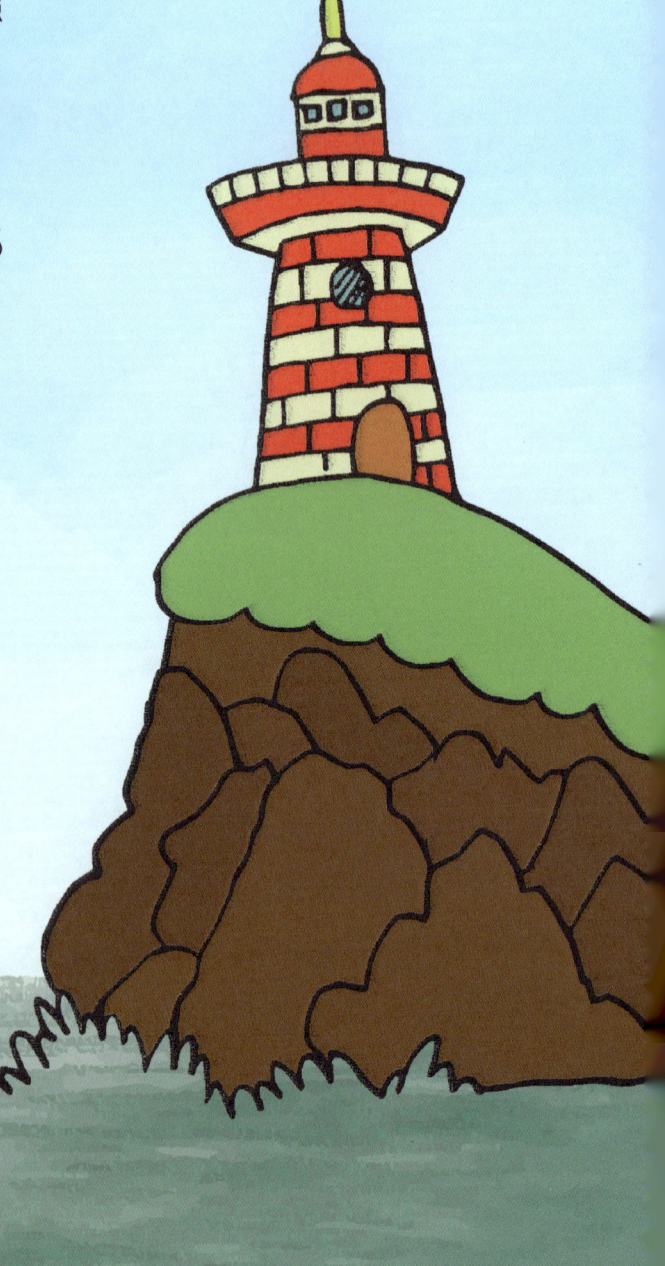

この章「予後と発達」は、将来に向けられたテーマです。

子どもの更なる発達の可能性は、親の関心のまとであり、また心配とも結びついています。

さまざまな経過についての情報や支援の可能性についての情報は、病気の見通しについて親をより安心させるはずです。

ここで学ぶのは、

- さまざまなてんかんがどのような経過をたどるのか。
- 発作がないとはどういうことか。
- 薬を中止するのはどのような場合か。
- てんかんが子どもの発達にどのような影響を及ぼし得るか。
- 学習や行動の問題にはどのような原因があるのか。
- 親として子どもの発達をどのように促すことができるか。

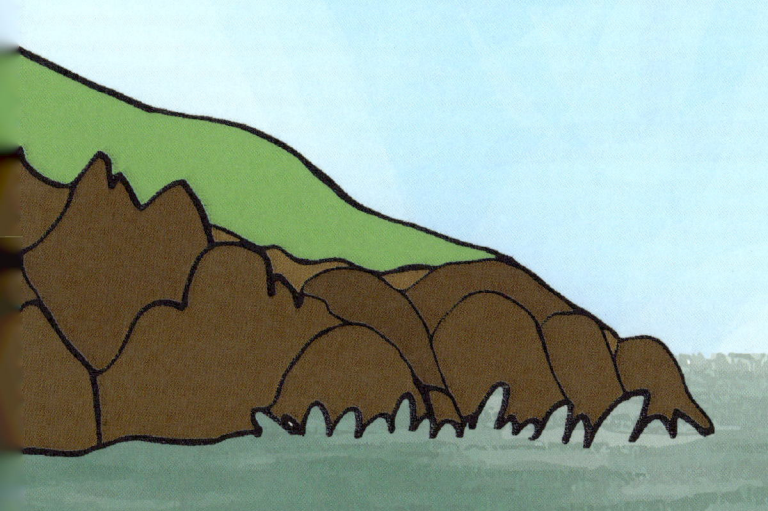

予後と発達

1 予後

■ 予後とは予想のこと

　予後とは、病気の経過に関する学術的に根拠のある予想です。病気をもっている人の全体のなかで検討され、パーセントで表現されます。

　たとえば、発作消失の確率が75%であるという場合、この病気のある100人のうち、経験上、75人で発作が消失するということを意味しています。しかし誰と指定するものではありません。個々の人の予後について具体的に予想することは、ほとんど不可能です。

　子どものてんかんでは、予後は発作の状況だけではなくて、子どもの発達にもかかわってきます。

　親は、病気の経過に対して心づもりができるように、子どものてんかんの予後をできるだけ正確に知りたいと願います。病気が良くない経過をとり、子どもの発達に悪い影響を与えるのではないかと心配します。他方、てんかんが完治する、あるいは少なくとも薬で発作の消失が達成されることを望んでいます。

質問：

てんかんのある子どもに関して、心配と期待のどちらが重いでしょうか？

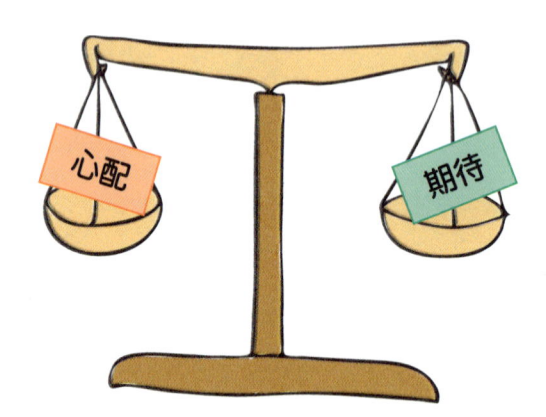

その理由は?

_____　_____

_____　_____

_____　_____

_____　_____

■ てんかんはさまざまな経過をとる

病気の経過は、さまざまな要因に影響されます。まず重要なのは、直接に病気そのものと関係する要因です。

ここに挙げられるものは：

■ 病因

■ 発症年齢

■ 発作の頻度とタイプ

■ 重積発作のおこりやすさ

■ 薬物治療への反応

■ 脳波変化の程度

さらに、病気とともにあるいは病気の結果として現れ、場合によっては経過に影響を与えるかもしれない要因があります。

不都合な要因としては、例えば、困難な生活状況、社会的な困窮、家族内の問題など。

好都合な要因としては、例えば、子どもにとって大切な信頼のおける人の存在、うまく機能しているソーシャルネットワーク、友人、自己価値観や安全感の支援がなされていること。

■ 発作消失のチャンスはどれくらいか？

一般的に言えることは：

　最適な治療では、てんかんがある人の60〜70％で発作が完全になくなります。ただ、てんかん症候群によって（３章「診断」参照）発作消失のチャンスはさまざまです。

年齢に依存した素因性／特発性てんかん	約85％：場合によっては治療が不要
他の素因性／特発性てんかん	60〜70％：通常は薬物治療が行われる
構造的／症候性焦点てんかん	50％以下：手術が行われることもある

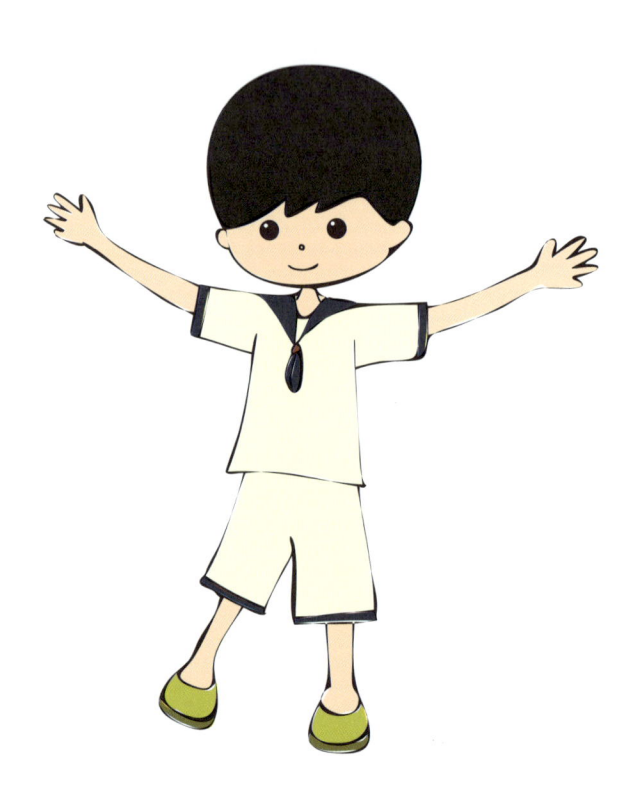

■ 発作が減るとは、発作がなくなるとは、どういうことか？

発作と発作の間隔が、これまで最も長かったその期間の2倍以上になったときに、発作が減った、あるいは発作のない時期が生じたといいます。

発作と発作の間隔が、これまで最も長かったその期間の3倍以上になったときには、発作が消失したといいます。こうなると、永続的な発作消失のチャンスが高くなります。

これまでの発作頻度

||||||---|-||||---|-|||--|

発作が減少した

||||--------|---------|-----------------|---

これまでの最長の発作間隔の2倍以上になる

発作が消失した

|--------|--

これまでの最長の発作間隔の3倍を超える

これらの考え方は、実際上何の役にたつのか？

発作の消失期間は、例えば運転適性を考慮する場合に大切になります。

てんかんのある人では、普通免許の取得は2年間の発作消失が条件となっています。はじめての発作では、医師により発作の再発リスクが高いと診断される場合以外でも、少なくとも6か月間の観察期間が必要です。

また、障害者手帳では、「発作のない期間の長さ」が障害の程度の判定に影響を与えます。

■ いつ、薬が中止できるか？

治療により発作が一定の期間消失すると、薬をやめることができるのかという期待が生じます。

薬の中止に好都合な前提条件は、
- 発作が長く消失している（2〜3年）
- 治療を始めてすぐに発作がなくなった
- 一種類の薬物治療で発作が消失した
- 発作の種類は一つ
- 神経学的あるいは精神医学的な併存症がない

薬の中止が好ましくない状況とは、
- 発作が消失するまでに多くの発作があった
- 多くの治療が行われたが、うまくいかなかった
- 併用治療で初めて発作が消失した
- 焦点発作

治療中止の利点とリスクを考慮するには、医学的な側面と並んで、個々の生活状況を考慮する必要があります。

中止が望ましくないのは？
- 発作の予防ができなくなるというリスク
- 人前で発作がおきる可能性という社会的な不利益
- 再発するとそれまでの薬が効かなくなる？
- …

中止の利点は？
- 生活の質の向上：副作用がなくなる、血液検査をする必要がない、薬の事をもう考えなくていい
- 「もし中止してうまくいかなかったとしても、少なくとも試みてはみたい」
- …

ただ、節目となる状況（例えば、入学、研修が始まる、自動車学校に行く）では、薬を中止する試みはあまり勧められません。このような時に発作が再び起こると状況が不利になるでしょうし、発作のリスクも高まっているからです。

2 発達

　親は子どもの発達を、喜びや信頼感をもちながら、しかし時には心配をしながら見守ります。

　てんかんのある子どもが全く正常に発達する可能性はあります。他方、てんかんとの関連で発達が遅れ、身体、知的、精神の発達が影響を受けることもあります。

　発達の経過に問題があると、家族にとっては不確実感と負担が増え、また特別な課題が生じることにもなります。

発作はどのように発達に影響するか？

　多くの場合、てんかんがあるゆえに、知的な発達や能力が永続的に制約を受けたり停滞するわけではありません。発作の間、脳の機能は障害されますが、その後、神経細胞は再び回復するからです。

　長く持続するてんかん、あるいは治療の難しいてんかんのある子どもや青年では、病気のない子どもや他の慢性疾患（例えば、喘息や糖尿病）のある子どもに比べて、認知発達の問題や学習の問題が生じることが多いといわれます。

　短い発作でも、学習の妨げとなることがあります。例えばボーっとした状態（欠神発作）が頻回に起きると、子どもは授業の流れを見失ってしまい、学習内容がうまく受容できません。

　発達の障害が治療の結果（例えば、薬の副作用）として生じることもあります。

　また、経過の中で非常に多くの発作をきたすてんかんは、発達の障害や能力の退行につながることがあります。

てんかん発作はどのような結果をもたらすか。

■ 発作は知覚や能力を一時的に制限する。

■ てんかんのある子どもは、学習障害や行動障害のリスクが高い。

■ てんかんのある子どもの多くは、正常に発達する。

■ てんかんが運動発達に及ぼす影響

　子どもの運動発達を障害しうる基礎疾患（例えば、半身まひ）とは別に、てんかんが運動発達に影響することもあります。

例えば：
- ■ 運動体験の制限（例えば、転倒発作の不安や運動領域に起始する発作後の麻痺）
- ■ 運動課題での緩慢さ
- ■ 運動の協調性の障害（てんかんに直接起因するものは殆どなく、薬物による間接的なものが多い：例えば薬の副作用による歩行不安定）

■ てんかんが認知発達へ及ぼす影響

　認知発達とは、考え、学習し、関連を理解し、問題を解く能力のことです。これらの能力は、まとめて知能と称されます。一般的な知能とは、このように多様な能力から成り立っていて、個々の程度は人によってさまざまです。

認知機能には次のものがあります：
- ■ 注意や集中力
- ■ 記憶
- ■ 知覚と協応
- ■ 行為の企画と遂行
- ■ 言語
- ■ 数と量の取り扱い
- ■ 論理的思考
- ■ 作業の速度

　知能のこれらの部分機能が発達するしかたとスピードは、子どもによってさまざまです。発達のプロセスは、素因と環境要因の複雑な相互作用によって決まります。てんかんのある子どもでも健康な子どもでも、支援の有無や社会的・情緒的環境条件、そして全般的な生活の質が、発達のプロセスに重要です。このような要因が十分に揃わないと、学習は困難になります。

能力プロフィールのばらつき

　これらの能力の一部でのみ健康な子どもの水準から逸脱がある場合、限局的な発達障害あるいは部分的な能力障害と呼ばれます。これらは脳の損傷や機能障害の部位と関係しています。

　てんかんに特徴的な発達障害というものはありません。てんかんのあるなしにかかわらず、あらゆる障害は生じ得ます。

　個々の領域での強みや弱みはどの人にもあり、また日によっての変化もあります。これは、てんかんのある子どもや青年に特に当てはまり、能力プロフィールのばらつきのために、作業能力を評価することが困難になり、能力を過大評価したり、過少評価したりすることにつながりがちです。

　障害のある人で、弱みと強みが特に顕著にみられ、ある特定の課題がうまくできないことが、怠けとか努力不足によるものではないことが明らかになれば、彼らにとっては肩の荷が下りる事になります。

てんかんのある子どもの学習障害は、さまざまな要因から生じます。例えば、

■ 発作
■ 明らかな脳波変化を伴うが、症状として現れないもの（臨床下発作）
■ 薬物の副作用
■ 不適切な学習環境
■ 情動的な問題や行動の問題
■ 仲間外れ
■ 欠席
■ 羞恥心

発達遅滞あるいは発達障害

　認知発達が年齢相当以下である場合、全般的な発達遅滞と呼びます。学童期以降は、このような遅れのことを「知的障害」と呼んでいます。尺度として用いられるのは、知能の全体的な水準です。知能水準はテストのデータに基づいて、IQ値として示されます。先に述べたように、これは個々人においてさまざまな部分的な機能の平均値です。そして、同じ年齢の全体グループと比較した値を、その人の一般的な認知能力の水準とみなしています。したがって、その人の個々の強みや弱みは評価されていません。知能検査で全体の値があまり高くない人でも、非常に優れた個別能力、例えば、優れた記憶能力、社会的な才能、芸術的な能力などを持つことがあります。

検査は何に役立つか？

　親や教師がよく直面するのは、子どもがやろうとしないのか、それともできないのか？ という疑問です。

　検査は、子どもの行動における特殊性をより良く理解するのに役立ちます。それは、どのような領域の支援が必要であるかを見つけることだけでなく、発達を妨げるような過剰な要求を避けるということにも繋がります。親は、過剰な要求と過少な要求との間のバランスのなかで、支援の正しいポイントを見つけなくてはなりません。このような場合、一般的に有効な評価法はなく、むしろ個々人にとって良い方法を見つけなくてはならないのです。

神経心理学的検査が意味をもつのは、

- 発達状況と発達経過の判断
- 適切な支援の計画
- 子どもの行動のより良い理解
- 薬物治療あるいは外科治療の成果の評価
- 子どもができないのか、あるいはしたくないのかの
  判断

```
　　　　　　精神発達
認知発達状態の評価
　　正常発達：IQが80〜
　　境 界 線：IQが70〜79
　　知的障害：IQが〜69
特異的な発達障害
　・言語
　・読み書き
　・計算
知覚の障害
注意の障害
＊比較基準となるのは同年齢の
　子どもの能力
```

神経心理学的検査の手順

　まず病歴が聴取され、親の観察が詳しく尋ねられます。そして、テストが実施されます。大きな子ども用、小さな子ども用にさまざまなテストがあります。種々の能力をまとめて調べる検査が、総合発達テストや知能テストです。一方、言語や注意といった特定の機能を調べるテストもあります。これらのテストの個々の課題は、綿密な手続きで作られ、実践に使われるまでに多くの子どもで検証されています。

　実施に際しては、子どもが最大限の能力を発揮できるように、不安を引きおこさない雰囲気、子どもの全身状態が良いこと、気が散らないような工夫などの条件が決められています。

　また、課題設定の種類やどのような援助が与えられるかも、全ての子どもが同じ条件で受けられるように明確に決められています。

結果の評価では：

■ 個々の成績は、同年齢あるいは同学年の子どもの平均的な能力と比較されます。したがって、成績がほぼ平均的なのか、あるいは上位または下位に属するのかがわかります。

■ 個々のテストの点数は、おおよその能力を示唆するにすぎません。その日のコンディションによっても左右されるからです。他の日や他の条件では、成績が少し変わるかもしれません。このずれがどの程度かは、統計的に根拠のある推定がされています。このような厳密さを欠く可能性を鑑み、いくつかのテストがおこなわれることもあります。

　課題を行う子どもを観察していると、重要なヒントが得られることがあります。疲れていないか？　面白くなさそうか？　不安そうか？　答えが正しいかどうかを知りたいだろうか？　親は、子どもがいつも通りの状態かどうかを判断できます。これらの点を考慮しておくと、テストの成績はかなり信頼できるものとなります。

■ てんかんが情緒的・社会的発達に及ぼす影響

　慢性疾患のある子どもでは、健康な子どもよりも行動の問題や情緒的な障害が多いと言われます。てんかんのある子どもの約30％では、この領域の症状がみられます。これは驚くべきことではありません。情緒的な発達も社会的な学習も、困難な条件のもとで行われているからです。

　ある人の精神的な発達は、特定の発達課題を手がかりにして記載されます。発達課題は年齢によって異なった意義をもち、成人年齢になるとなくなるわけではありません。高齢になるまで、われわれは常に新たな挑戦をしているのです。

子どもの発達課題に属するものは、例えば：

- 他の人や世界への信頼
- 感情を自覚し、表現し、制御できる
- 自立性を獲得する
- 他の人と関わる能力を獲得する
- 学習のための準備力の発達
- 自己身体へのポジティブな態度の発達
- 自己信頼と自己価値感情の発達

このような発達のステップに不可欠な前提は、例えば：

- 根本的な欲求（例：空腹、暖かさ、安全）が満たされている
- 感情が理解され、対応されている
- 面倒をみてくれる人が信頼でき、安全感を与えてくれる
- 自分で何かの結果を生じさせることができる
- 明らかな限界を経験し、直面できる
- 愛され、関心を向けられている

などの基本的な経験である。

発達を難しくする条件は：

■ 親が病気のことでひどく不安定になっている。発作の体験が親と子に大きな不安を引き起こしている。

■ 薬の副作用で怒りっぽさ、落ち着きのなさ、あるいは意欲の低下がみられる。

■ 未知の特異的発達障害のために、正しい評価がされず、認知に過度の負荷を与えている。

■ 知覚の障害がオリエンテーションを困難にし、社会的認知の困難さと結びついている。

■ 失敗体験あるいは情緒的な負荷が、学習の拒否や抗議、攻撃性を引き起こしたり、あるいは悲哀や関心の喪失、身体的愁訴の増加につながっている。

■ 経験する場が不足しているため、自立に向けた発達が十分に促されない。

■ 発作の体験が子どもや親のトラウマとなって、さまざまな精神症状を生じさせている。

■ てんかんによるストレス体験（例：痛みを伴う状況、仲間外れ、からかい）が自信を弱めている。

　てんかんがある、発作が起こったという体験は、悲しみ、不安、あるいは怒りを引き起こします。子どもだけでなく、親や他の家族もそうです。これは正常な反応であって、精神障害の兆候ではありません。それでも、支援を求める理由にはなります。

　負荷のかかった感情や障害された行動様式が長期間存在し、もはや現実に釣り合わない状態となり、日常生活の障害につながっている場合には、**精神障害**といわれます。例えば、強い不安、尋常でない攻撃性、あるいは身体的な基盤が見いだせない腹痛、頭痛、不眠などの心身症的な訴えがあります。

　障害の疑いがある場合は、できるだけ早く相談や治療を開始できるよう、はっきりとさせる必要があります。精神障害は、精神療法的に治療されます。

情緒障害や行動の問題の支援：

　子どもの障害の診断や療育を行うセンター、児童相談所、児童心理や精神科のクリニック、てんかんセンター、てんかん専門クリニックなど。

　てんかんのある子どもは、病気のない子どもよりも問題をもつことが確かに多いのですが、全く異なった領域で強みを示すこともあり、それは親にとって喜びとなります。

■ 統合／インクルージョン

2006年に採択された国連の障害者権利条約には、拘束力のある目標として、「すべての人間は、障害、人種、性別、年齢を問わず、社会的な生活に同等に参加できる」と記されています。この目標は「インクルージョン」という概念で表されます。このために必要なのはまず社会の設備であり、例えば学校でいえば、全ての子どもが、彼らの可能性に応じて授業を受けられるようにするということです。そのためには本来、このような前提を満たした学校を作ることが望まれます。しかし、この目標からは実際にはまだ随分と離れています。

これまで知られていた「統合」という概念は、障害のある人は、通常の環境に適合するために支援を受ける権利を持つということを意味していました。しかし、インクルージョンでは、誰も閉め出されることのないように、環境がバリアを取り除くことを要請するものです。両者の概念とも、特定のグループの人たちが不利な扱いを受けないことを目標としています。

当然、てんかんは、通常の幼稚園や通常学校に行くことを妨げる理由とはなりません。しかし残念ながら、しばしばてんかんに関する知識が少なく、過度の心配や過剰な用心に繋がっています。幼稚園や学校の先生が、発作や病気の種類、そして必要なあるいは必要でない援助措置について研修を受けることが大切です。この場合、小児科医の応援は役に立ちます。もし子どもにまだ発作がある場合には、クラスの同級生にどう情報を与えるかという事も考えるべきです。

幼稚園や学校における薬物の投与：幼稚園の先生や教員は、薬物を投与する義務を負う訳ではありません。しかし親の同意があれば実施することができ、その場合は主治医の指示が必要です。

■ 幼稚園／学校

発達診断は、適切な支援の可能性を開き、子どもをよりよく理解するのに役立ちます。しかし残念ながら、特別なニーズを抱えた子どもの親は、子どもに適した学校を見つけられないという体験をすることが少なくありません。

子どもは、てんかんがあるゆえに不利な状況におかれるべきではありません。しかしまた、能力の弱さを顧慮しないことにもメリットはありません。子どもがその能力を考慮されない状況に置かれた場合、過大な要求によってひどく挫折し、劣っていると体験し、自身の能力の現実的なイメージをつくることが難しくなる危険があります。

　今日、特別な支援の必要性のある子どもの学童期前および就学の処遇についてはさまざまな考え方と方法があります。ただ、状況は多様で、一般的にあてはまる情報というものはありません。子どもにとってどのような方法がベストなのかという実践的な判断には、個々の発達の特殊性を考慮すること、そして地域での具体的な可能性を考慮することが大切です。

　例えば、未就学児であれば、療育的な配慮をした保育園、幼稚園があります。児童の場合は、通常学級と通級との併用、特別支援学級（知的障害、肢体不自由、病弱・身体虚弱、弱視、難聴、言語障害、自閉症・情緒障害）、特別支援学校（視覚障害、聴覚障害、知的障害、肢体不自由、病弱）があります。

　特別支援教育コーディネーターとの相談や、支援員の活用などがあると、頻発する発作や支援の必要がある場合に、学習や日常生活をスムーズに送ることを助けることができるかもしれません。

　通常学校に行くことと支援学校に行くこと、それぞれのメリットは、個々の状況によって判断されるべきです。どのような方法が良いかを一般的に言うことはできません。

■ 特殊な場合：いじめ

　いじめはあらゆる学校でみられます。いじめとは、グループやクラスのメンバーを除け者にし、心的打撃を与えることを目的とした行為です。例えば、馬鹿にするような発言をしたり、圧力をかけたり、脅したり、物を壊したり、無視したり、冷たく接したり、さらには暴力や恐喝を行う。最近は、インターネット上のいじめも多く、ネット上で誹謗中傷され、苦しめられたりすることもあります。

　いじめは、その対象者に、特に心理的に非常にネガティブな影響を与えます。対象者の多くは、いじめられることの責任が自分自身にあるように考えます。しばしば自分を恥じ、あえてそのことを誰かに語ろうとはしません。

　学校に行きたがらない、頭痛などの身体症状の訴え、集中力の障害、睡眠障害、抑うつなどは警告のサインです。いじめは、いじめる人といじめられる人の個人的な問題ではなく、かかわりのあるグループの問題です。このため、対策と予防はグループに対して行わなければなりません。

どう対処するか？

　被害にあった生徒は、大人に打ち明けることが必要です。親は、子どもの心的負荷を真剣に受け止めなければなりません。いじめを知った親は、学校、例えば教員や校長と話し、対処を要請します。相談所に介入してもらってもよいでしょう。子どもの心的負荷や無力感が強い場合には、精神療法も役立ちます。

　教師は、関与した子どもに、あるいは関与していない子どもに対しても、決然とした態度をとり、意見の交換をさせます。大切なのは予防的措置であり、暴力を防いだり学校の雰囲気をよくするための措置を行います。

■ 子どもがうまく育つには、何が役立つか?

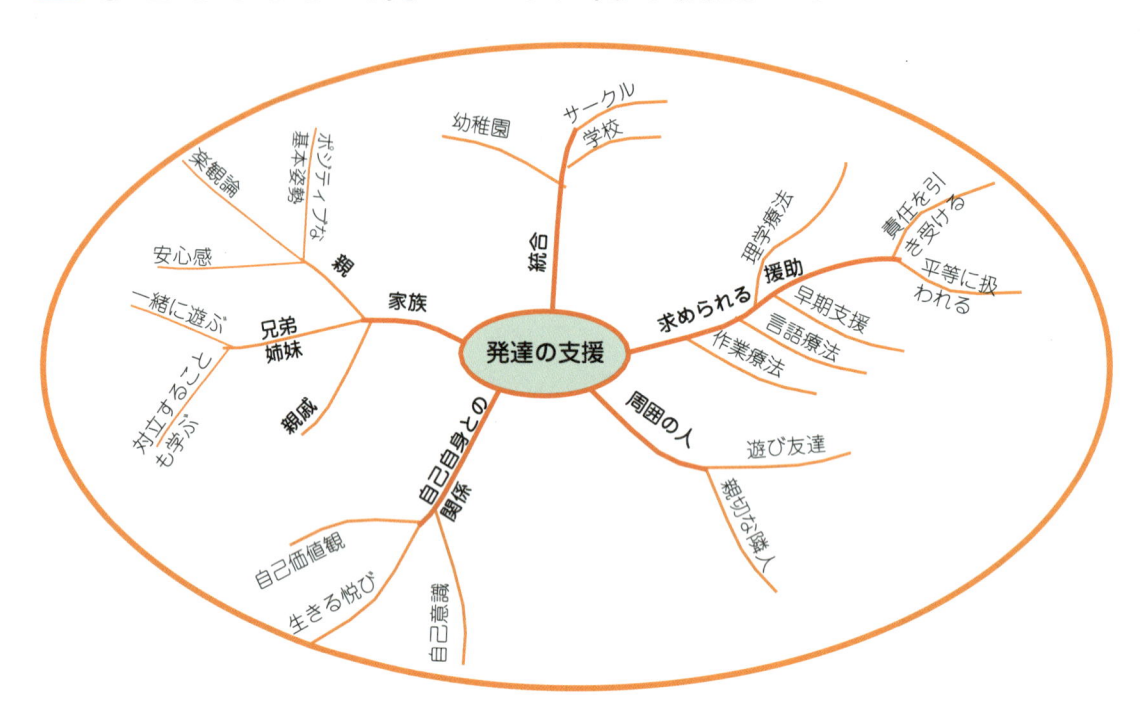

まとめ:

　どの子どもも、発達への要求と力を内に秘めています。それを実現するためには、成長のための好ましい条件がとりわけ重要となります。

"引っ張っても、芝がはやく伸びることはない"

　どの親も子どもの発達を願っています。障害のある子どもや病気のある子どもの発達に心構えをすることは容易ではなく、親はまだ準備のできていない課題に直面します。

一人の母親が「オランダへようこそ」と題した文章を書いています：

オランダへようこそ

　私はよく「障がいのある子を育てるのってどんな感じ？」と聞かれます。そんな時に私は、このユニークな体験をしたことがない人にも、どのような感じか伝わるように、こんな話をします。

　赤ちゃんの誕生を待つのは、まるで、素敵なイタリア旅行の計画を立てるみたい。山ほどガイドブックを買い込んで、コロシアム、ダビデ像、ベニスにも行って…と、楽しい計画を立てる。簡単なイタリア語も覚えたりして、とてもわくわくします。

　そして、いよいよ何ヵ月も待ち望んできた出発日。数時間後に飛行機が着陸すると、客室乗務員がこう言うのです。「オランダへようこそ」

　「オランダ!?　どういうこと??　私は、イタリアに行くはずなのよ。ずっと、イタリアに行くことが夢だったのに。」でも、飛行計画は変更されたのだから、オランダにいなくてはなりません。ここで大切なのは、危険だらけのとんでもない場所に連れてこられたわけではないということ。ただ、ちょっと「違う場所」だっただけ。

　そうなれば、あなたは新しいガイドブックを買いに行って、新しいことばも覚えなければいけません。そうするときっと、ここに来たからこそ得られる、人々との出会いがあるはず。

　ここは、ちょっと「違う場所」だというだけ。イタリアよりも、ゆったりと時間が流れ、華やかさはないかもしれない。でも、しばらくしてから一息ついて、まわりを見渡すと、オランダには風車、チューリップ、レンブラントの絵画だってあることに気づくはず。

　その間、みんなはイタリアを行き来して、どんなに素敵な旅をしてきたのかを話してきます。きっと、あなたは「私も、イタリアに行くはずだった。行くつもりだったの。」と言い続けるでしょう。

　失った夢は大きすぎて、この心の痛みが消えることはないでしょう。

　でも、イタリアに行けなかったことをいつまでも嘆いていたら、オランダならではの素晴らしさを、心から楽しむことはできないでしょう。

　　エミリー・パール・キングズレイ(AFASIC News No. 78 May 1995)、英国稀少染色体疾患サポートグループ

予後と発達

- [ ] てんかんの経過は、病気の種類、治療への反応性、付随するリスク、そして発作を予防できるのかどうかに依存する。

- [ ] 子どもの発達を詳細に観察することが、支援を考えるもっとも大切な基盤となる。

- [ ] すべての子どもは強みを持っている。

- [ ] 統合モデル、特別支援教育、いずれも意味がある。

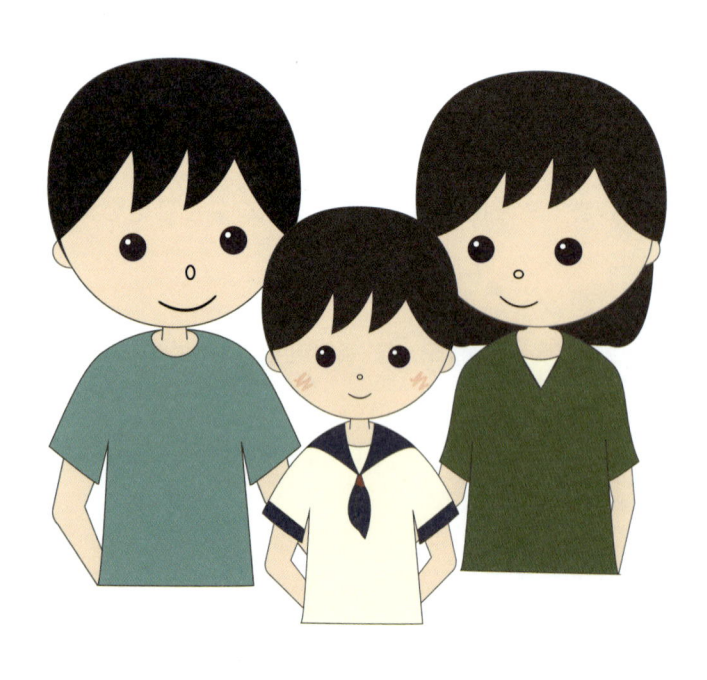

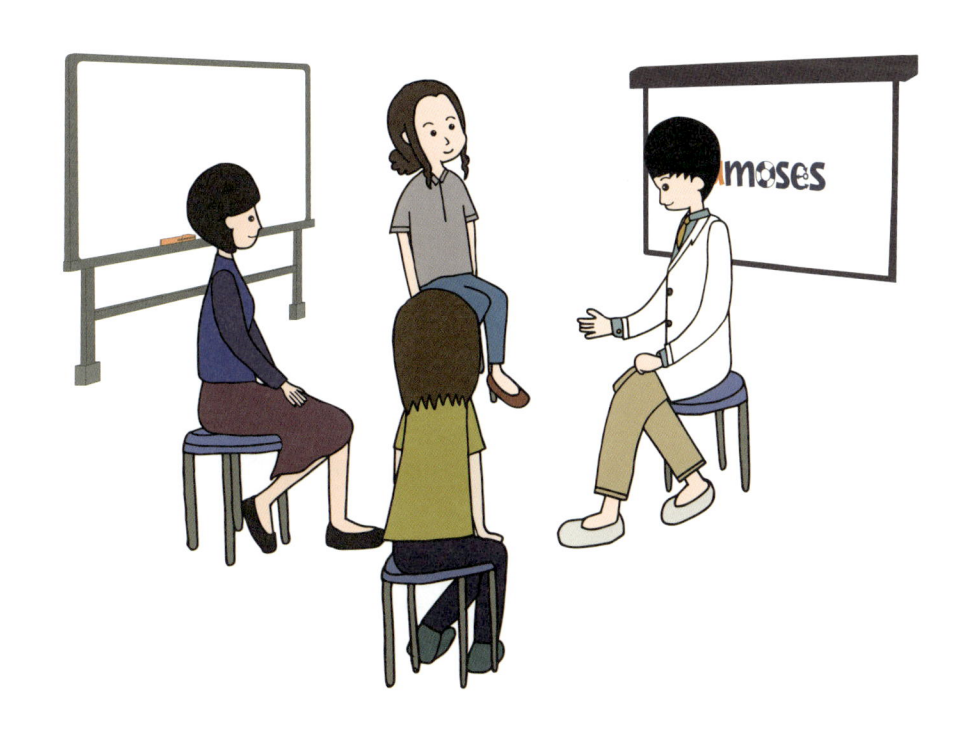

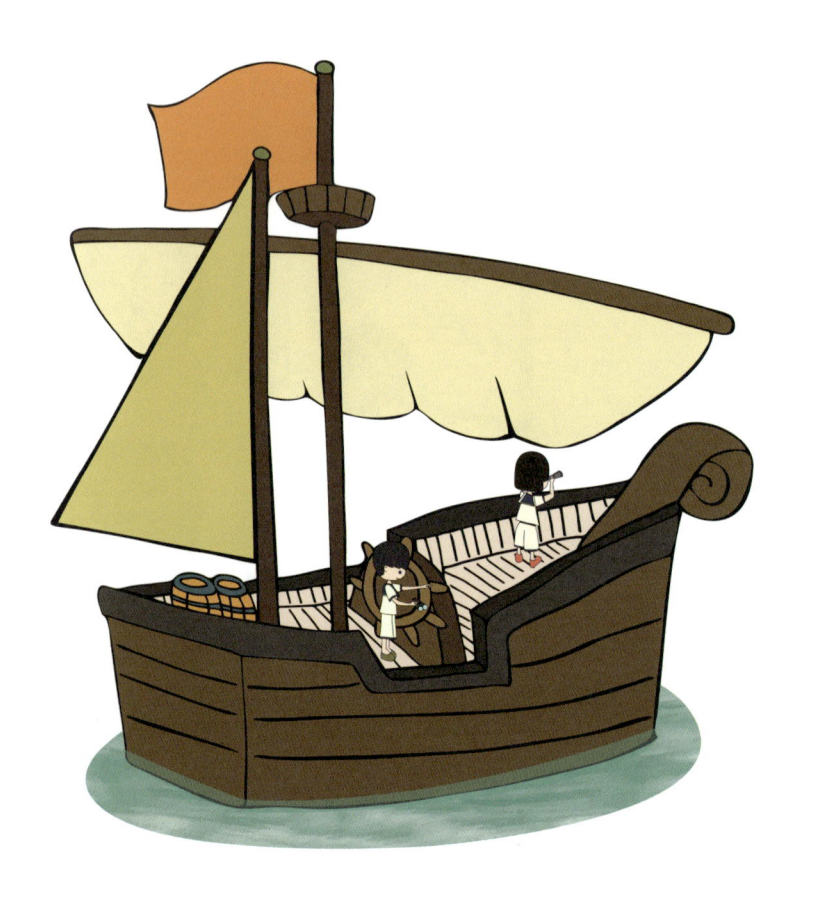

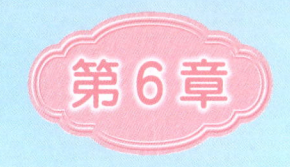

第6章

第6章：てんかんとともに生きる

1.家庭における病気の体験

親の場合

子どもの場合

きょうだいの場合

2.家庭内でのてんかんに対する取り組み

病気の子どもの特別さに向き合う

決まりごとや安全措置と向き合う － 自立する

特殊な状況：青年期

家庭でてんかんについて話す

周囲の人に伝える

3.病気の管理

援助を探し、援助を見つけ、援助を受け入れる

さまざまな社会的援助

4.展望

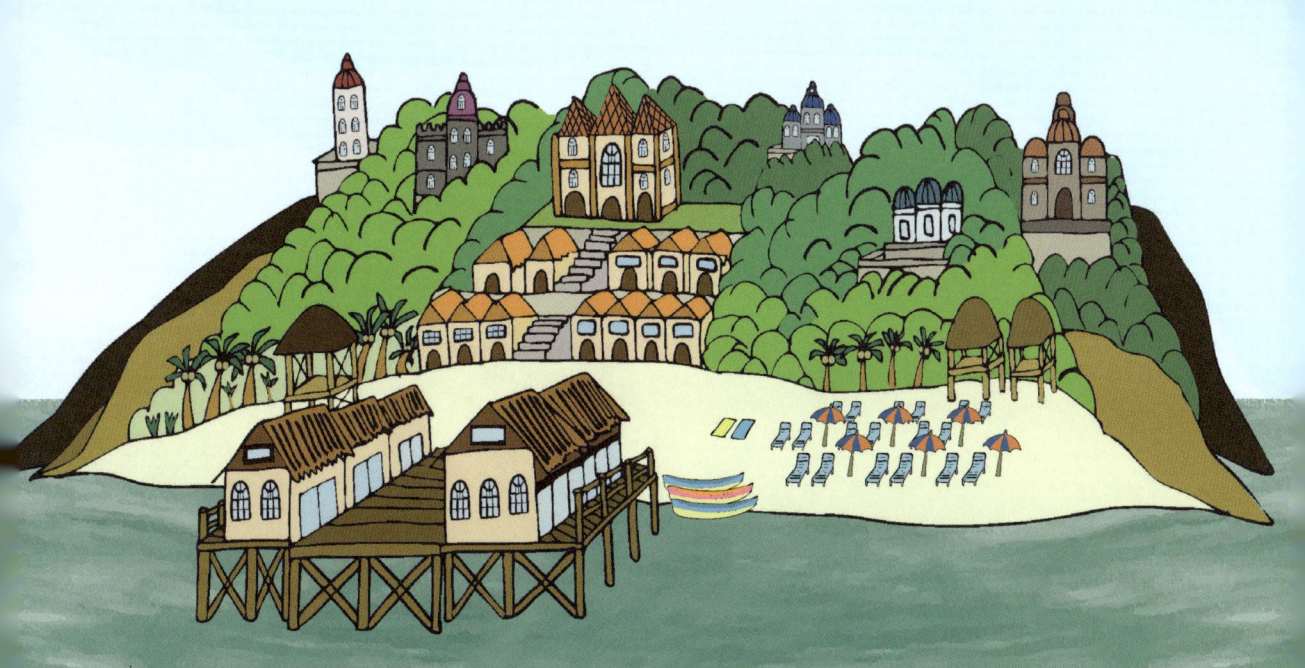

「てんかんとともに生きる」のテーマで、子どもたちは、岩の島と休暇の島に向かいます

岩の島には海に突き出たゴツゴツとした岩がたくさんあって、風が吹くと、岩に大きな波がぶつかる。

海の下にも岩が隠れていて、ぶつかると船がひっくり返ってしまうこともあるんだ。

でも、運転が上手な船長さんは、岩をうまく避けて、きれいで安全なところに船を停めることができるよ。

休暇の島は、いつも天気がよく、素敵な浜辺があっておいしいご飯が食べられる。

昔、この島の人たちは、魚をとって生活するか、船乗りをするか、海賊をしていた。

今は、夏になると多くのお客さんが来るようになり、島の生活は変わった。

島の人たちは、お客さんと話をするために、外国の言葉を勉強するようになったんだ。

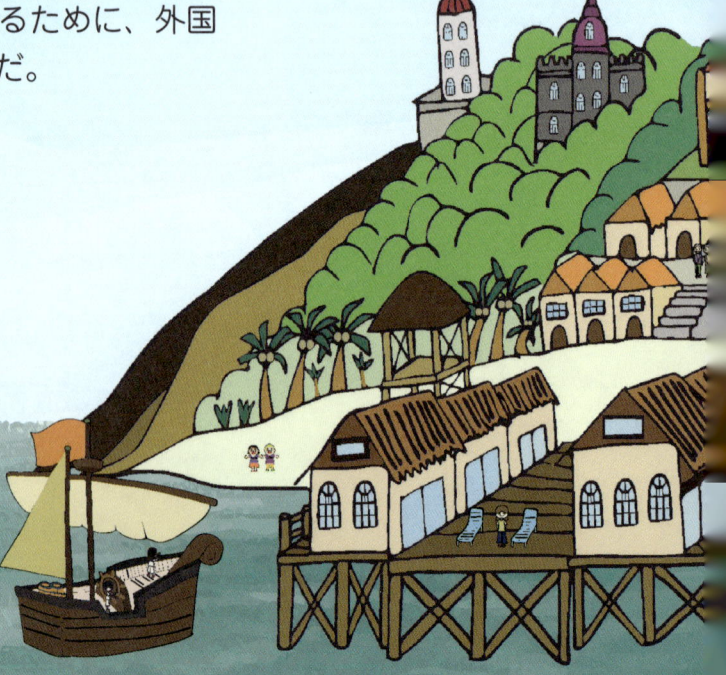

病気は家族全体にとって負担になります。ここでは、この負担に取り組むために家族が費やす力を、できるだけ効率的・効果的にするためにはどうすればよいかを考えてみましょう。

ここでは、次のことを考える機会としましょう：

■ 病気に取り組む子どもをどう支えられるか

■ 病気の子どもの特別さとどう向き合うか

■ 病気の子どもにどのような決まりごとと予防措置が必要か

■ 家庭でてんかんについてどう話したらよいか

■ 他の人にてんかんについてどう伝えるか

■ どのような社会的な援助を申し込めばよいか

■ 生活のなかで、病気にどのような価値を認めるか

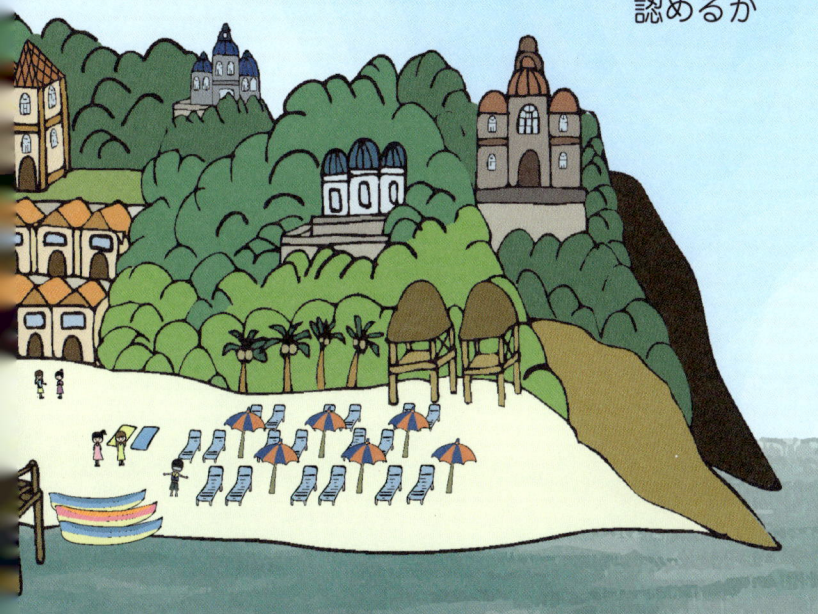

てんかんとともに生きる

1 家庭における病気の体験

　すべての慢性疾患は、病気のある人だけでなく、家族全体を巻き込みます。これはてんかんにも当てはまることです。家族、つまり病気のある子ども自身、親、そしてきょうだいがさまざまな仕方で病気にかかわることになります。

　家族の一員が病気になると、家族全体が力を結集します。急性疾患では、危機的状況はいつか終息します。すると修復が可能になります。同じことは慢性疾患では言えません。「力を配分すること」が大切になります。

■ 親の場合

　発作のある子どもの養育は、病気のない子どもより、親にとって難しい課題となります。

　子どもの特別な需要に日常生活を合わせることだけではなく、発作の不安や子どもの発達の心配と向き合うことも必要になるからです。

　親が立ち向かうこの課題解決には、相容れない部分があります。一方では、事故を防ぐために子どもに密に付き添い、他方では、自立を促さなければならないからです。保護と独り立ちのバランスをとることは、そのどちらかよりも難しいものになります。

　慢性疾患は、家庭のなかにかなりの情緒的な負荷をもたらし、心的な障害を生じることもあります。それでも、てんかんによる要求と対峙することは、新たな能力と家族の力への信頼を増すことにもつながります。

てんかんのある子どもの親には、どのような特別な課題があるのでしょうか？

_____

_____

_____

_____

_____

_____

_____

_____

_____

■ 子どもの場合

子どもはてんかんをどう体験しているか？

　子どもが自身のてんかんを体験する仕方はさまざまです。発作の種類だけでなく、年齢にも、発達状態にも、また周囲の反応によっても変わってきます。子どもが発作をどのように体験し、発作のある自分自身をどうみているのかを知ることは、子どもの状況をよりよく理解し、必要な援助を行うのに役立ちます。

　小さな子どもには、発作が非日常的であることはわかりません。不安や痛みなどの不快な感覚と結びつかなければ、子どもは発作を当たり前のものとして受け入れます。むしろ周囲の反応から、何かおかしいということに気づくのです。

　年長の子どもは、病気のせいで他の子どもと違うということを理解します。特に困ったこととしてしばしば体験されるのが、監視や規制、禁止、行事に参加できないといった、その年齢ならひとりでできることに対する制限です。

　子どもは、発作中に、身体をいつものように思い通り動かせない制御喪失の体験をします。これはよるべなさ、やりきれなさといった感情をもたらします。自己信頼感の源泉である自己身体への信頼感を、無傷で発達させることができないのです。

　特に青年期の子は、このような発作を自分にとってネガティブな、恥かしいこととして体験します。他の若者に嘲笑されたり、仲間はずれにされる体験をすると、もっと状況は悪くなります。

　子どもも青年も、自分のてんかんを周囲の鏡のなかに見ています。親の不安や心配を体験するのです。家庭の外でも同様の反応を見ます。心配をかける子どもでいたくはないけれど、親に負担をかけている以上、罪悪感さえ感じます。

15歳のある女性

『てんかんという病気があって、まずは何も特別なことは始まりませんでした。全く困ることもありませんでした。しかし私の両親が心配し、私をいたるところで監視しているのに気づくようになって、何か悪いものに違いないと感ずるようになったのです。』

（MOSES, てんかんとともに生きる）

てんかんとともに生きる

病気が子どもに心地よさを体験させることもある

- 「皆が自分の面倒をみてくれる」
- 「嫌な宿題から開放される」
- …

てんかんになることで、自立に向けた成長が困難さを増す

- 子どもは、自分が望むことを身体がしない、身体を信頼できないことがあることを経験する。
- 子どもが年齢を重ね、自立していけばいくほど、発作の危険のために、より監視され保護されることを、他の子どもより経験することが多い。おそらく甘えも多くなる。
- 親や周囲の不確実感や不安感が、子どもの感情に反映してしまう。

　できるだけ正常な発達を促すには、子どもが病気を克服するのに何が役立つかをじっくり考えてみるとよいでしょう。子どもの状況、子どもの発達状態、病気の種類、周囲がどのような状況であるかによって、何が大切かは異なってきます。

役に立つのは：

- 子どもに見合った情報。子どもが知識を得て、他の人に病気を説明できるようにする。
- 制約について意識して向き合う。どの制約が必要かを検証する。子どもの問題と親の問題を切り離す。
- 可能なかぎり、自立と規範を守ることを促す。
- 過剰な要求と過少な要求を避ける。例えば、学校で。
- きょうだいのなかでの特別扱いを避ける
- 安心感を与える。元気づける。

　以下で、上記の点をもう一度、詳細に取りあげます。

■ きょうだいの場合

　てんかんのために、家庭内の均衡が崩れてしまうことがあります。病気の子どもが親の注意をひく一方、他の子どもに注意が向けられることが少なくなってしまいます。この不均衡が、きょうだい間の拮抗関係に影響することがあります。

親だけではなく、きょうだいも事態に対処しなければならない：

■ きょうだいには、病気がないがゆえに、「問題のない役割」が期待されることが多い。自身の問題を自分の中だけで完結すべきものと体験する。

■ 病気の子どもが入院したときには、長い期間、きょうだいは家で片親の不在を受け入れなければならない。

■ きょうだいは早期に責任をもたせられる。

■ 病気のない子どもに割り当てられる時間はかなり制約される。このため、親にとって自分は大切でない、親に愛されていないという感情がきょうだいに生じる可能性がある。

■ きょうだいは、病気の子どもより多くの役割を家庭で持たされる。不公平と感じるかもしれない。

■ きょうだいは、病気の子どもの障害や発作へのネガティブな反応と直面することがある。例えば、友人を家に連れてきたとき。

　このような特別な状況に対する子どもの反応はさまざまです。親にさらに心配をかけまいと、早くに自立したり、能力を高めようとする子どももいます。家庭の外で興味あることを求め、大切な人を探そうとする子どももいます。

　一方、情緒的な負荷の表現として自ら病気の症状を示したり、行動の問題を呈する子どももいます。例えば、親の注意を引こうと勉強をしないこともあります。親や病気の子どもに反抗したりする反応もあります。しかし、家庭内での負荷のために、きょうだいが責任意識を高め、自立心を強め、特別な社会的能力を培い、それがその後の人生にとても役立つようになったことも実例としてあります。

② 家庭内でのてんかんに対する取り組み

　以下の考察は、方向性をみつけるためのヒントを提供するものです。どの文化も、どの家庭も、それぞれの方法で病気に取り組んでいます。親と子どもにどのヒントが有益か、具体的な状況にどう当てはめればよいか、最も正しく評価できるのは親自身でしょう。

■ 病気の子どもの特別さに向き合う

　急性疾患の子どもはいつでも特例となります。通常、この状態は一時的です。慢性疾患の子どもでは、病気がありながらも元の生活にもどるという課題が生まれます。

てんかんのある子どもの特別さは何によって生じるか？

- 援助と配慮を他の子どもより必要とする
- 見守りをより必要とする
- 病気による不利を埋め合わせてあげたいという欲求を、親がもつことが少なくない（甘やかす傾向）
- 病気の子どもは、きょうだいや他の子どもより負荷に弱いかもしれない
- 体調が変化するため、負荷をどれくらいかけてよいか見積もりし難い
- 親は病気の子どもに関する不安が多い

　このように、病気の子どもを特例視する根拠がしばしばあり、避けがたいものもあります。特別扱いは、少なくとも短期的な負荷の軽減と快適さをもたらします。

他方、子どもと家族にはかなりの不利益が長く続く、例えば：

- 病気の子どもの発達の可能性が制限されてしまう
- 年齢に相応の大切な体験をすることができない
- 長い期間、場合によって成人になっても、依存し、自立できない
- 家族、多くは母親に過剰な負荷がかかる
- きょうだいへ割り当てられる時間が少ない
- きょうだいとの拮抗関係で緊張が高まる
- 病気が中心となり、家族の普通の生活を圧迫する

「特別扱いがよいのか、悪いのか」を考えるには、次の問いをたててみると役立つ：

- 子どもは何ができるか？　子どもにとって過度な負担になるのは何か？
- 子どもは何に自信があるのか？　子どもに何をまかせられるか？
- 子どもは何に不安をもっているか？　親は何を不安に思っているか？
- 子どもに発作がある、だから…、親は何をしているのか？
- 子どもにもし発作がなかったら、何か他のことをしていただろうか？

特別扱いを防ぐための実践的なガイド：

- 子どもの自己責任を強化する。自分の領域の管理は可能なかぎり委ねる。それが子どもにとっても親にとっても、他のきょうだいの場合より面倒であっても（部屋を片付ける、ペットの世話をする、学校の支度をする）。「子どもたちの自発的な活動を援助する」という姿勢がよいかもしれない。
- 子どもに、可能な範囲で、共同生活するうえでの小さな課題を与える。その遂行が完全でなくとも、あるいは他の子どもより遅くとも構わない。協力が求められていることを子どもに伝えるためには、「細かいことは言わない」ことが大切である。
- きょうだいとの扱いの違いを必要に応じて説明する。均等な扱いが全てよいわけではない。どの子どもも必要なものを得て、能力に応じてすることを求められる。
- 子どもに、すべての人と同様に、他の家族もときとして「特別な」存在、つまり特別な注目を浴び、配慮される人になることがあることを経験させる。例えば、誕生日、試験、病気など

さらに、次のように自問することも役立ちます：

独り立ちさせることは子どもと親に何をもたらすか？　例えば：

- 子どもにとっては、自立と自己責任の能力をのばす
- 喜び、発達過程での進歩の確認
- 将来の心配が減る
- 他の子どものための時間ができる
- 親にとっては、負荷の軽減と自分の生活への時間ができる

子どものプログラムでは、このテーマを次の文章を掲げながら話し合います：
「船は港にいれば安全だ…でも船が作られたのは港にいるためじゃない！」

　子どもは、いのちの船の船長として航海に出ることを奨励されます。もちろん、相応の準備をしてからです。そのためにこのコースが役立ちます。最終的に、自己責任の証を船長免許証として獲得します。すべての船が外洋仕様であるわけではありません。内海を航行する船も必要です！

■ 決まりごとや安全措置と向き合う ─ 自立する

　どの親も、保護することと独り立ちさせることとの間の綱渡りに、身に覚えがあるでしょう。小さな子どもを保護する、危険を防ぐことは親の大切な仕事です。成長した子どもでも、保護・庇護が必要なことがあります。他方、どの子どもも自立しようと努力しています。親はそれを喜び、歩みを複雑な感情や不安とともに見守ります。このような養育・発達課題の克服は、てんかんのある子どもではしばしば複雑になります。特に、発作による制御喪失のため危険な状態になりうることを常に考えなければならない場合はそうです。

　親は、安全措置、決まりごと、監視を強めることで、子どもを危険から守ろうとします。不安から、多すぎる制限をして子どもの自立を阻害するような場合は、過保護といわれます。

てんかんのある子どもの親の特別な課題は、次のように言ってよいでしょう：
『過保護は無用！　でも、誰が責任をとる？』

　これを背景に、ここでは、決まりごとに意味があるのかないのかを考えてみます。

てんかんにかかわる決まりごとや制約は基本的に以下の２つの目的をもちます：
■ 発作の回避
■ 発作によるケガを防ぐこと

　発作を予防したり発作によるケガを防ぐための決まりごとが、つぎつぎと作られます。すべての子どもに当てはまるものは少なく、ある子どもに役立つものもありますが、過剰で、不必要な制限となっているものも多くあります。

発作の回避

　病気に即した生活の仕方のための決まりごとがいくつかあり、発作を回避するのに役立ち、てんかんのある多くの人に有用なものがあります：
■ 規則的で十分な睡眠
■ その日の流れを把握しておくこと
■ 規則的な服薬
■ 医師に無断で薬を変更しないこと（4章参照）

　上記に加えて、発作や発作によるケガを避けるために、例えば、保護帽をかぶる、警報装置を身につけるなどの、個別的な決まりごとを設定することも必要です。発作には一定の状況に結びつくものがありますが、これは人によってさまざまであり、すべての人に当てはまるものではないのです。点滅光のように回避できるものもありますが、できないものもあり、特に怒りや喜びのような感情、あるいはストレスが絡むものはそうです。このような要因を根本的に回避しようとすると、生活が非常に窮屈になります。このような状況には、別の仕方でうまく向き合う方法を身につけることが望ましいのです。

ケガを回避する：どのような安全措置が意味あるのか？

発作によるケガを100％避けるのは難しいことです。だれでも転倒しケガをする可能性はあります。発作による危険は、「通常でのケガのリスク」と関連させて考えることが必要です。

日常生活におけるてんかんのリスクは、

- ■ 発作の種類に依存する：意識障害の程度や制御喪失の程度
- ■ 行為の種類による：危険なスポーツ、危険な環境
- ■ 子どもの人格の発達状態による：危険性の判断、危険な行動、服薬の遵守

発作でのケガのリスクは高くない：

- ■ 意識が保たれている場合
- ■ 転倒しない場合
- ■ 発作が特定の時間帯におこる場合：例えば睡眠中の発作
- ■ 前兆で身の安全をはかることができる場合

発作による危険を見積もる

発作の潜在的危険性を分類できると、
- ■ 適切なスポーツの選択
- ■ 職業選択の推奨
- ■ 運転免許の取得
などに役立てることができます。

潜在的に危険性のある活動／状況に向き合う：例えば、

■ **スポーツ**：高さやスピードのあるスポーツは好ましくない。他のすべてのスポーツは奨励される。定期的にスポーツをすることは、発作を減らすことにつながる。子どもは学校のスポーツに参加すべきである。スポーツをしているときや集中しているときには発作は少ない。むしろ、終わったあと休息しているときに起きやすい。

■ **水浴や水泳**：溺水の危険のため、特に注意が必要である。とりわけ大きな発作が危険である。追加の監視があれば、学校での水泳は可能である。必要があれば、特殊な浮き輪を注文してもよい。すべてのてんかんが学校での水泳参加の制限対象になるわけではない。いずれにしても、子どもは泳ぐことを習う必要がある！

■ **自転車に乗る**：危険性は発作の種類、交通量、子どもの危険な行動の有無による。原則としてヘルメットはかぶるべきである。

安全対策をすることで、発作にもかかわらず、個人空間は広がる：

■ **住まいを安全にする**：温度制限付きのサーモスタット、シャワー用の固定椅子、予防柵付きのコンロ、防御柵付きのストーブ、家具の鋭角を取る、床にマットレス…。

■ **激しい転倒のある場合は**：帽子をかぶったり、膝当てを着ける。

■ **睡眠中の発作では**：通常、子どもは柵のついた自分のベッドで寝てよい。特殊な監視システムもある。

■ 特殊な状況：青年期

　青年期の若者では、成長に伴う力と生きる楽しみに並行して、健康の考え方が変わってきます。健康とは「すべてを制限なくできること」となります。核心にあるのは、自立し、自己に責任を負い、親から離れ、「大人」とみなされたいという発達課題です。

　親が子どもの生活に与える影響は、このプロセスでは減り続けます。しかしそれゆえに、親ないしは医師とオープンな対話をすることが子ども時代より難しくなってきます。すでに、無分別なことをしていることが薄々わかっているからです。このためそのような会話はあまり役に立たず、熱のこもらない取り決めで終わってしまい、それが守られることはまずありません。これは人生のこの時期の根本的な葛藤の表現であり、この発達時期に属する問題です。

　てんかんは恥、弱さ、汚点などとして体験され、それゆえ意識から抑圧されやすく、病気にかかわる決まりごとや制約が受け入れられることも難しくなります。これはただ青年期の自立への努力の一つの側面にすぎないのです。

　他方、保護された構造から離れ、個人的な自律性を作りあげ、自分の病気の責任を引き受けるのは10代の若者には難しいことです。独立とは仕事と自己責任さえをも意味し、これは多くの人を不安にします。親にとって、このような攻撃的で過剰な自己評価と、暖かみ、安心、保護の欲求の間を揺れ動くさまを、ともに体験し向き合うことは骨の折れることです。

　この人生の一時期にみられる多くの葛藤は、てんかんに罹患することで、さらに激しくなる可能性があります。

　それを防ぐためには、子ども時代から「病気の管理」（例えば、薬のことは自分で考える）を親子で一緒にすることがよいことがわかっています。子どもが自己と自己の欲求に注意を向け、それと結びついた決まりごとを意義あることと早期に自然に学ぶほど、子どもはそのようなことを自然にするようになります。条件つきではありますが、これは葛藤から守ってくれます。決まりごとに疑問を持つことは、発達している子どもをさらに成長させることになるからです。

必要な決まりごとを守ることをいかに改善していくか？

　ケガや発作のリスクは、子どもそれぞれについて、てんかんの状態やその子の個性によって個別に評価する必要があります。ある制約を決める場合には、そうすることが子どもにとってどのような意味をもつかということを考慮しなければなりません。たいていの場合は、継続的に守られるべきいくつかの適切な予防措置で十分です。大切なことは、特定の禁止を行う際にごまかさないことです。てんかんを、別の目的で制約するための方便として使うようなことをしてはなりません。例えば、すべての若者にとって、メディアを正しく使うことは意味のあることです。

　子どもが意味のあることと判断した決まりごとだけが守られます。それゆえ、年頃あるいは青年期になった子どもと一緒に、子どもの特殊な状況にはどのような予防措置が必要であるかを確認することが望ましいのです。親の責任を譲り渡すわけではありません。つまり、なぜこの決まりごとが必要なのかを、自身でよく考えさせることです。もしそうと決まれば、それは自明のこととして、引き続いて守られるはずです。成長期の子どもを抱えたすべての家族にとって、信頼と約束を守ることが、とても大切な役割を果たします。

■ 家庭でてんかんについて話す

慢性の病気は、話題としてはタブーになることがあります。

先を見通せず不安をひきおこす病気について話すことは、家庭においてさえ容易ではありません。社会的な不利に対する心配も重なります。

タブー化してしまうことは、さしあたっては負荷を少なくしてくれます。しかし長期的には、家族の秘密としての病気は大きな負担となっていきます。

病気について話さない期間が長いほど、

■ 病気が知られることへの不安が増す

■ 病気が恥のようになっていく

■ 誤解やうわさが生じるかもしれない

家庭で、また他の人とともに、オープンにてんかんについて話すのがよい

病気についての情報は、可能なかぎり具体的であることが望まれます。「てんかん」もはっきりと言います。家族の全員が詳しく知れば知るほど、根拠のない不安や恐れの入る余地が少なくなります。会話のなかで、病気の子どもやきょうだいの思いや感情を、親は少しでも知ることができます。親自身が多くの不安を抱えている場合には、まずは子ども抜きで話し、子どもに不安を伝えないようにします 。

話しの進め方のコツ：

■ 適切な時期を選ぶ。落ち着いた、静かな環境で。あらかじめ約束しておき、よく準備する。

■ 大切なことを伝えたいと、はっきり言う。

■ 可能なかぎり具体的に、そして短く、発作の様子、病名、治療の可能性を話す。

■ 対処の可能性を示す：発作中の子どもにどのような援助が必要か、してはならないことはあるか、どのような予防措置が適切か？

■ 休憩をおき、質問に入る。

■ 安心感を伝える：例えば、子どもには薬がうまく調合されている。緊急の場合にはこうすれば良いと伝える。

発作中にどのような対処が必要かを、文書で伝えてもよいでしょう。

子どもは発作について何を知っておくべきか？

　発達状態に応じて、子どもは自分の発作を知っておくべきです。発作がどのような状態か、つまり他の人に発作がどう見られているかを知ると、他の人に状況を説明し、どのような援助が必要かを話すことができます。自己安全感が増し、親への依存が少なくなります。

　子どものプログラムには、てんかんについての重要な情報をまとめるための「手引き」があります。一緒に質問を埋めていくと、会話のよい機会となるかもしれません。

その他の会話のチャンスとしては：

- ■ 子どもが質問してくるとき
- ■ 他の子どもが尋ねてくるとき
- ■ 病気の子どものきょうだいが不公平だと言ってくるとき
- ■ 発作が現れたとき、変化したとき
- ■ 新たな状況の前（学校の遠足、スポーツクラブなど）
- ■ 病気による制約や決まりごとに疑問を抱いたとき

発作について伝える

これは、発作について話すための手引きだ。
大切なことを忘れないようにするのに役に立つ。
下の文章を完成させよう。大切な情報がそろうよ。

どのような発作？

発作のはじまりは、..

そして、..

発作の終わりは、..

発作が続くのはおよそ… _____ 分間

発作のとき、どうする？

発作のときに、してくれると助かるのは、............................

決してしてはいけないのは、............................

助けを呼んでほしいのは、............................

子どもが尋ねたことだけにまずは答えるのがよいでしょう。情報が多すぎると、子どもには負担になります。

■ 周囲の人に伝える

　経験的には、病気とオープンに向き合うことは、ポジティブな反応を得られることが多い
ものです。一方、徹底的に沈黙を保っていることは、かなりの心的負荷とストレスになります。
知られてしまうことへの不安からで、少なくとも発作がまだ止まっていないときはそうです。
多くの親は、子どものてんかんを誰に話すか、誰には知らさない方がよいかを、よく考えて
います。

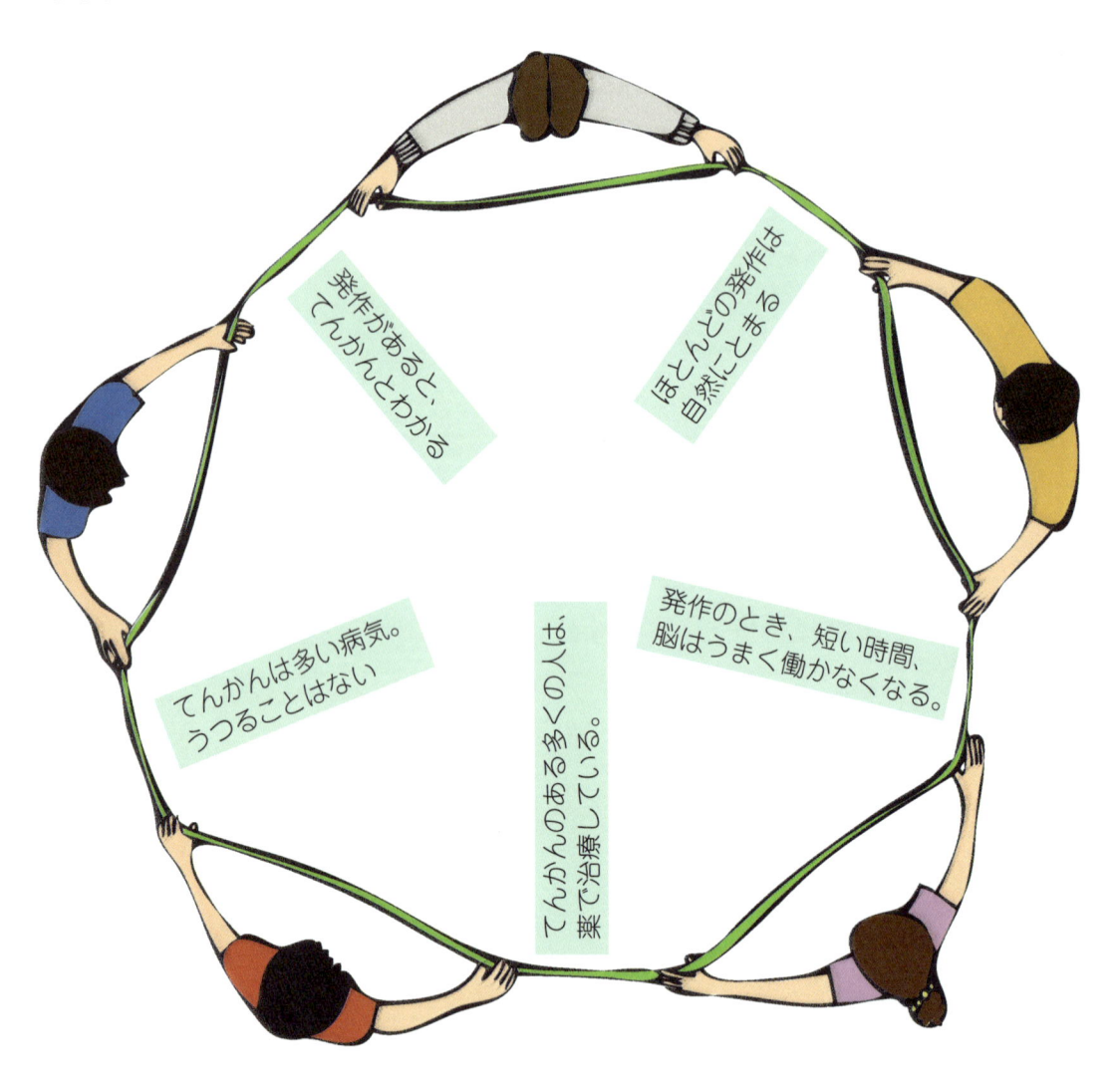

発作があると、
てんかんとわかる

ほとんどの発作は
自然にとまる

てんかんは多い病気。
うつることはない

てんかんのある多くの人は、
薬で治療している。

発作のとき、短い時間、
脳はうまく働かなくなる。

子どものてんかんを誰に知らせるか?

周囲の人	もう知らせた人	知らせた方がよい人	知らなくていい人
教師			
クラス			
子どもの友達			
親の友人			
近所の人			

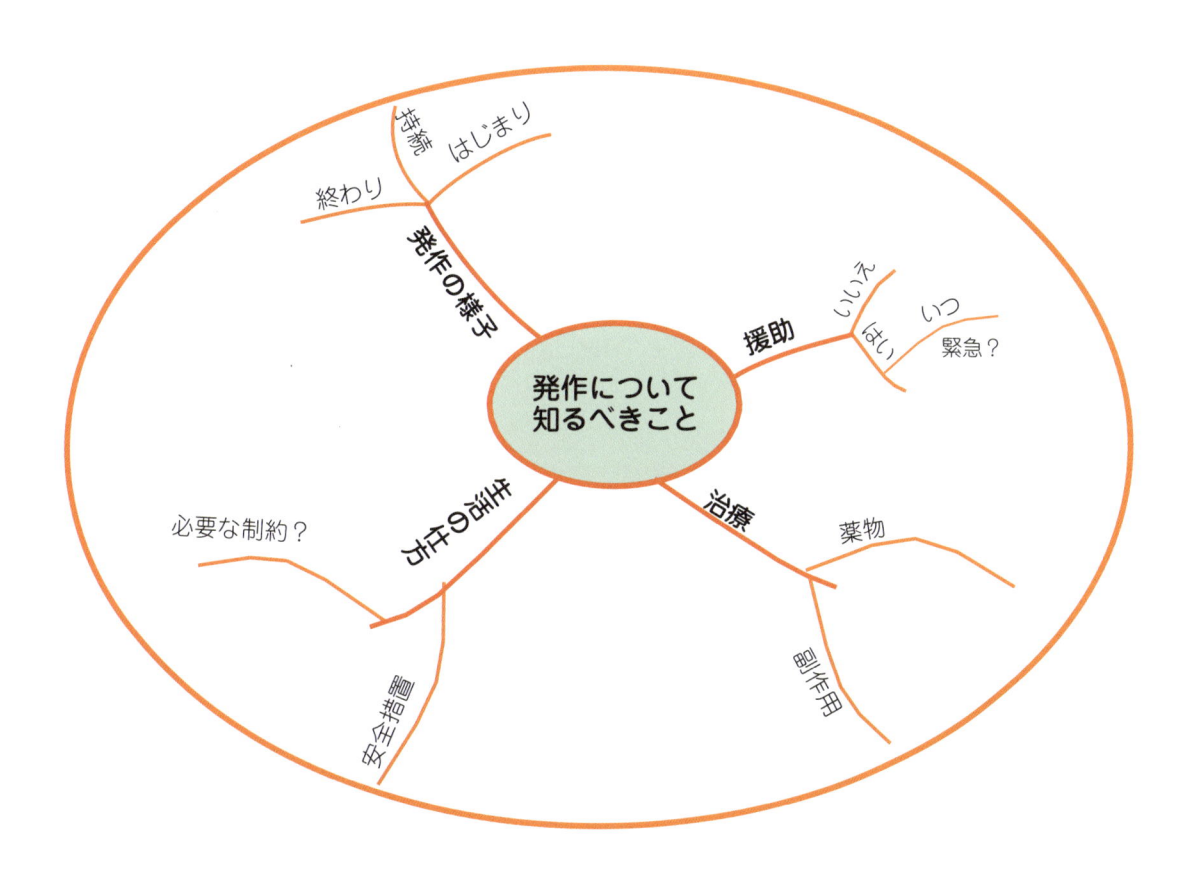

3 病気の管理

「病気の管理」という言葉があります。主に、慢性の病気のある生活を克服していくという意味です。普通、経済活動では「管理職・マネージャー」は重要なポストで、人を采配し、給料もよいものです。しかし家庭での病気の管理には見返りがありません。

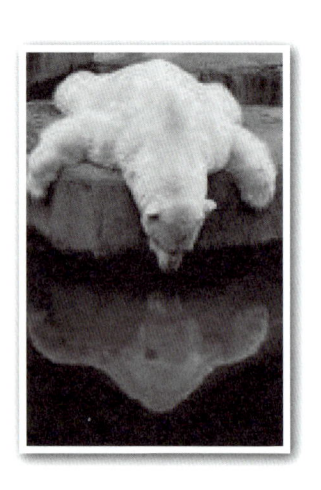

家庭での病気の管理は無償の仕事であり、

親はかなりの時間をとられる！

手足をひろげ、頭を垂れたいこともあるだろう

■ 援助を探し、援助を見つけ、援助を受け入れる

てんかんのある子どもを抱える家族は援助されるべきである

援助を探し、援助を見つけ、援助を受け入れることは、慢性の病気を抱える生活には大切なステップです。病気の子どものいる家庭に、葛藤の増加に伴った過剰な負荷、疲弊状態、他の家族の病気、きょうだいの問題やパートナー間の問題が生じることは避けられません。

子どもに、てんかんだけでなく、身体的・精神的な障害もある場合には、問題はもっと深刻になります。重複障害のある子どもをもつ親には、身体的・精神的な疲労がかなり蓄積していることが少なくありません。

テーマ：援助を受け入れることは難しくない	
いいえ	はい
例： ■ 過度の負担と認めることは拒絶の表明と体験される ■ 自分の欲求に気づかない ■ 代わりはきかないと思う ■ 援助を求める気力がない	例： ■ 援助は子どものためになる ■ 支援を受ける権利がある ■ 援助があると頑張ることができる

援助を求め、問題を預けるのが容易でないことがある

それにはさまざまな理由がある、例えば：

■ 「病気を管理する人」として、親は、他の人を助けることに慣れ、自分の欲求を忘れている。自分の欲求をいつもいつも後回しにすることを学習してきたのだ。

■ 負荷が過剰であると認めると、拒絶を表明してしまうことになると恐れる。

■ 援助を受けることを恥と考えて要求しない親もいる。

■ もう援助を求める気力もないと感じる親もいる。

■ 負荷を正しく認識しておらず、支援を求めることまで考えがおよばない。

■ 経験から何がもっともよいかを知っており、代わりはきかないと感じている。

背景にあるのはジレンマで、多くの親は気がついています：

　子どもの長く続く慢性の病気では、家族が患者の役割を引き受けてしまうことがあります。自分では薬を飲まないものの、患者に期待するすべてのことを満たそうとします：薬の増量と減量を辛抱強く行い、発作の記録を書き、医師とのコンタクトをとり、治療者を探して訪ね、しばしば長い入院を繰り返し、発作の誘因を避けることに注意を払います。

　さらに、専門の援助者からは治療者の役割（理学療法、療育、作業療法）も勧められます。子どもの発達に役に立つと思われるすべての可能性を利用し尽くそうとして、両者の役割を進んで引き受けます。知識を広げ、専門知識も得て、多くの責任を引き受け、同時に自分の負担を増やします。そこで、子どものてんかんと関連する問題を、他の人達には解決する十分な能力がない、信用できないという結論が生じると、もはや援助を受け入れることは難しくなってきます。責任を渡すことには、子どもが適切にケアされないという不安を伴うからです。援助者の能力に対する根拠のある信頼を培っていくこととともに、他の人とうまくおりあう子どもの能力を信頼することも課題でしょう。

何のために援助が必要か？　個人的なネットワークはどの程度か？

■ さまざまな社会的援助

■ 医療費の助成

自立支援医療（精神通院医療）	
対象者	てんかんや精神疾患で治療を受けている人
内容	申請した疾患にかかる外来医療費の自己負担が1割になる
申請窓口	市区町村精神保健福祉担当課
備考	・有効期限は1年（診断書の提出は2年毎） ・主治医の所定の診断書が必要。てんかんの場合は、精神科以外で診療を受けている内科や脳外科等の医師でも作成可

高額療養費制度	
対象者	健康保険加入者　※てんかんの治療に限らず利用可
内容	医療費が1か月の基準額を超えた場合に、その超えた額が払い戻される
申請窓口	加入している健康保健
備考	・「限度額適応認定証」提示により、医療機関での支払いが自己負担限度額までとなる

乳幼児医療費助成	
対象者	市区町村により対象年齢が異なる
内容	乳幼児の医療費の自己負担全額もしくは一部を助成
申請窓口	市区町村担当課
備考	・市区町村により内容が異なる

重度心身障害者医療費助成制度	
対象者	身体障害者手帳，療育手帳で重度の判定を受けた人
内容	健康保健適応の医療費自己負担分の助成
申請窓口	市区町村障害福祉担当課
備考	・自治体によっては精神障害者保健福祉手帳取得者も該当する場合あり ・自治体によって、対象者の条件（手帳の種類や等級・所得）や助成内容が異なる

小児慢性特定疾病医療費助成	
対象者	West症候群、結節性硬化症、レノックス・ガストー症候群、乳児重症ミオクロニーてんかん等、小児慢性特定疾病に指定されている疾患
内容	小児慢性特定疾患について医療費（外来・入院）の自己負担が原則として2割になる
申請窓口	保健所等
備考	・所得および重症度に応じて自己負担上限額が決まる

難病医療費助成	
対象者	大田原症侯群、限局性皮質異形成、内側側頭葉てんかん、スタージ・ウェーバー症候群などの指定難病
内容	指定難病について医療費（外来、入院）の自己負担が原則として2割になる
申請窓口	保健所等
備考	・所得および重症度に応じて自己負担上限額が決まる

■ 障害者手帳制度

身体障害者手帳	
対　象　者	肢体不自由・脳原性運動機能障害・内部障害等、法に定める程度の身体障害にあると認められた人
利用できる制度	・重度心身障害者医療費助成・日常生活用具給付（頭部保護帽・電気式痰吸引器等）・税金の控除・免除 ・公共交通機関の割引 ・自治体独自のサービスなど ・補装具交付・修理（車いす等）
申　請　窓　口	市区町村 障害福祉担当課
備　　　考	・身体障害者福祉法に基づく指定医（障害種別ごとに異なる）が診察し、診断書を作成する必要がある

療育手帳	
対　象　者	発達期において法に定める程度の発達の遅れがあり、日常生活において何らかの支援が必要な人
利用できる制度	・重度心身障害者医療費助成・日常生活用具給付（頭部保護帽等）・税金の控除・免除 ・公共交通機関の割引 ・自治体独自のサービスなど
申　請　窓　口	市区町村 障害福祉担当課
備　　　考	・児童相談所（18歳未満）、更生相談所（18歳以上）の判定が必要 ・自治体によって手帳の名称が異なる（愛の手帳・みどりの手帳・愛護手帳等）

精神障害者保健福祉手帳	
対　象　者	てんかん、統合失調症、気分（感情）障害、器質性精神障害、発達障害等、法に定める精神疾患のために、長期にわたり日常生活や社会生活への制限がある人 ※参照
利用できる制度	・自立支援医療（精神通院医療）申請 簡略化 ・所得税、住民税等の控除・自動車税・軽自動車税の減免（1級）・自治体独自のサービス等
申　請　窓　口	市区町村 精神保健福祉担当課
備　　　考	・申請は対象疾患の初診から6か月経過していることが必要 ・有効期限は2年 ・主治医の所定の診断書が必要。てんかんの場合は、精神科以外で診療を受けている内科や脳外科等の医師でも作成可

※発作区分と頻度、あるいは発作間欠期の精神神経症状・能力障害（活動制限）のいずれか一方のうち、より高い等級を障害等級とする。しかし、知的障害その他の精神神経症状が中等度であっても、これが発作と重複する場合には、てんかんの障害度は高度とみなされる。

てんかんとともに生きる

■ 生活費にかかわる制度

税金の優遇措置	
対　象　者	身体障害者手帳、療育手帳、精神障害者保健福祉手帳取得者やその家族
内　　　容	所得税・住民税等の控除、軽自動車税・自動車税・自動車所得税の免除
申　請　窓　口	税務署、市区町村課税担当課等
備　　　考	・手帳の等級などで控除や免除が受けられる税の種類や控除額が異なる

交通費の助成	
対　象　者	身体障害者手帳・療育手帳取得者及びその介護者
内　　　容	公共交通機関運賃・有料道路料金割引、タクシー乗車料金助成等
申　請　窓　口	各交通機関、市区町村障害福祉担当課等
備　　　考	・手帳の種類や等級により利用できる対象者が異なる ・自治体によっては精神障害者保健福祉手帳で公共交通機関運賃割引や助成が受けられる場合がある

特別児童扶養手当	
対　象　者	政令で定める障害であると認定された20歳未満の障害児の養育者
内　　　容	20歳未満の障害をもつ児童を在宅で養育している人への手当
申　請　窓　口	市区町村の障害福祉担当課
備　　　考	・障害児の父母、障害児・他の扶養義務者の所得制限有り ・施設等に入所しているときは資格喪失．・手帳の取得以外でも所定の診断書での申請も可能

障害基礎（厚生・共済）年金	
対　象　者	20歳以上で受給要件を満たしている人
内　　　容	けがや病気により障害をもつ人への年金
申　請　窓　口	市区町村担当課または年金事務所、共済担当窓口
備　　　考	・障害基礎年金は1〜2級、障害厚生年金と障害共済年金は1〜3級 ・診断書の記入は、てんかん、知的障害、発達障害、高次脳機能障害等、診療科が多岐にわたっている疾患は、小児科、脳神経外科、神経内科等を専門とする医師が主治医の場合、精神・神経障害の診断または治療に従事している医師であれば可能

■ 日常生活にかかわる制度

日常生活用具の給付	
対 象 者	身体障害者手帳・療育手帳取得者、「障害者の日常生活及び社会生活を総合的に支援するための法律」に定められている難病等に該当する方
内 容	障害のある方に対し、障害の種類と程度に応じて各種用具（頭部保護帽・電気式たん吸引器等）を支給
申 請 窓 口	市区町村の障害福祉担当課
備 考	・頭部保護帽の場合、自治体によっては精神障害者保健福祉手帳取得や診断書で申請可能な場合がある

補装具の交付・修理	
対 象 者	身体障害者手帳取得者、「障害者の日常生活及び社会生活を総合的に支援するための法律」に定められている難病等に該当する方
内 容	身体障害のある方の失われた部分を補い、日常生活を円滑に行うために必要に応じて障害に適応した用具（車いす・座位保持装置等）の交付、修理
申 請 窓 口	市区町村の障害福祉担当課
備 考	・難病等に該当する方の場合、特殊疾病による障害により継続的に日常生活又は社会生活に相当な制限を受ける程度の方が対象

障害福祉サービス 障害児通所支援	
対 象 者	・身体障害者手帳・療育手帳・精神障害者保健福祉手帳所持者、難病の方、自立支援医療（精神通院医療）受給者、精神障害の方（18歳以上で医師の診断書所持者）、発達障害の方（18歳未満で医師の診断書所持者）、特別児童扶養手当受給者、特別支援学校（学級）就学児童
内 容	【障害福祉サービス】 ・訪問系サービス（居宅介護、行動援護等）・日中活動系サービス（療養介護、生活介護、就労継続支援A型・B型等）・居住系サービス（共同生活援助（グループホーム）等） 【障害児通所支援】児童発達支援 放課後等デイサービス等
申 請 窓 口	市区町村の障害福祉担当課
備 考	

■ 就労相談

ハローワーク	希望する障害者の求人登録を行い、専門職員や職業相談員が障害の種類・程度に応じた職業 相談・紹介、職場定着指導などを実施
地域障害者職業センター	障害者に対して、職業評価、職業指導、職業準備訓練、職場適応援助等の専門的な職業リハビリテーション、事業主に対する雇用管理に関する助言などを実施
障害者就業・生活支援センター	障害者の身近な地域において、雇用、保健福祉、教育等の関係機関の連携拠点として、就業面及び生活面における一体的な相談を実施

4 展望

　慢性の病気とともに生きることは、決して閉じることのないプロセスです。そこでは、病気の経過と、患者とその家族が作り上げる病気への取り組みに、役割の交替が生じます。

　病気に激しく取り組んだ結果、新しい生活状況を受け入れるというステップは、治療のはじめに期待していたことと比べるとずっと「控えめな」目標に取り組むことになるのかもしれません。しかし、このステップは、「てんかんとともに生きる」という意味での新しい道にエネルギーを向けることの前提となるのです。

　病気に歯向かって生きることは、意味なく力を浪費します。病気とともに生きると、手許にある可能性を使い尽くすことになります。

テーマ：子どもの病気は私の人生をつらくしたが、豊かにもした			
そうは思わない		そう思う	
--	-	+	++

　病気を体験することは、ネガティブな作用だけとは限りません。病気は、ヒトとしての生命のありふれた現象です。病気のない人生はありません。すべての人は、人生のどこかで、健康だったり病気だったりしているのです。病気に直面したことで、新たな経験をしたと語る親もいます：新しい友人、意味の発見、濃密な関係、価値の変化など…。

　このテーマはやや挑発的ではありますが、次のような見方へと誘導もします：

　病気は、負荷とともに、人生の別の側面を認識し、経験し、受け入れるチャンスを与える。

　これを受け入れると、病気とともに生きやすくなります。

てんかんとともに生きる

フランスの小説家、哲学者、ノーベル賞受賞者　アンドレ・ジッド（1869-1951）の言葉：

『病気は、われわれに門を開けてくれる鍵だ。病気だけが開けられる門がある。健康であることは、すべてを理解することを許してくれない。病気はいくつかの真実を閉ざすのかもしれない。同様に、健康は他の真実を閉ざし、われわれを遠ざけ、悩まないようにさせる。揺るぎのない健康を享受している人で、何らの制限もなかったと思える人に出会ったことは一度もない。』

A. Gide

☐ てんかんは慢性の病気であり、家族全体を巻き込む

☐ 発作とそれに付随する危険から子どもを守るには、いくつかの継続すべき決まりごとを作ることで、たいていは十分である

☐ 家庭でてんかんについて話すことは、病気による負荷を克服することに役立つ

☐ てんかんのある子どもの自立に向かう発達は、特に支援されるべきである

☐ てんかんのある子どもをもつ家庭は、援助を求める権利がある

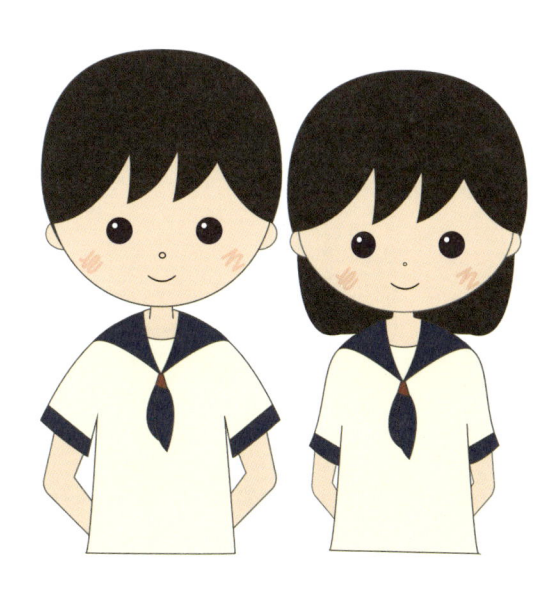

famosesのプログラム、ワークブック、
その他に関するお問い合わせ

MOSES企画委員会
MOSESホームページ　　http://mosesjapan.com/
メールアドレス　　　　meet@mosesjapan.com

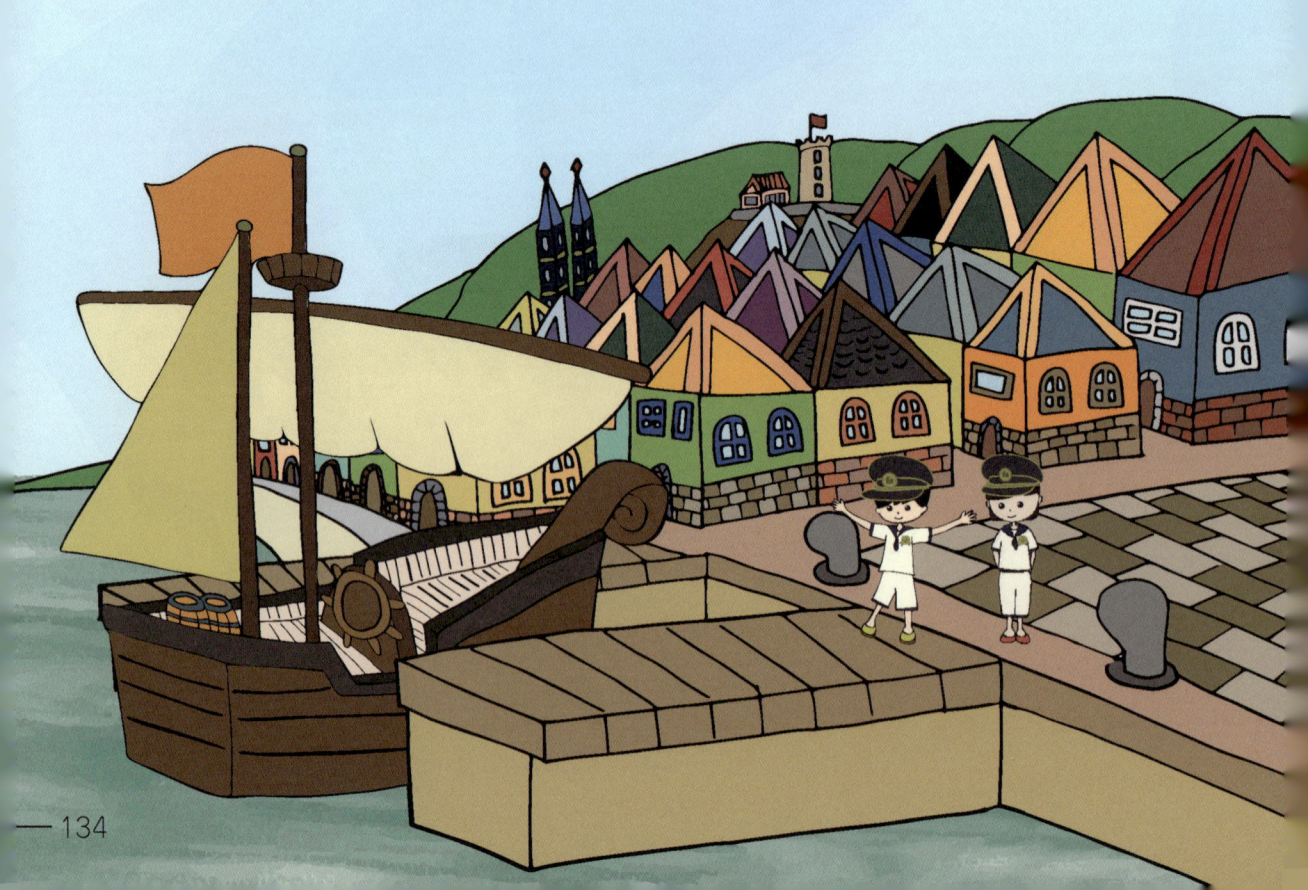

付録:1　役に立つアドレス

てんかんのある人・家族の団体

日本てんかん協会	てんかんに対する社会的理解の促進、てんかんに悩む人たちの社会援護活動、てんかん施策の充実をめざした調査研究や全国的な運動を展開しており、当事者・家族をはじめ、医師や専門職、ボランティアなど多くの人々が会員として参加している 〒170-0005 東京都豊島区南大塚 3-43-11 福祉財団ビル 7F TEL：03-3202-5661 FAX：03-3202-7235	http://www.jea-net.jp/
日本てんかん協会各県支部	47都道府県すべてに支部がある	http://www.jea-net.jp/jea/shibu.html
ウエスト症候群患者家族会	ウエスト症候群の患者とその家族を対象としたウエスト症候群患者家族会のサイト	http://ウエスト症候群.jp
ドラベ症候群患者家族会	ドラベ症候群についての情報共有サイト	http://dravetsyndromejp.org
CDKL5 JAPAN らぶはんず	CDKL5 遺伝子異常症候群の子どもたちのためのサイト	http://www.cdkl5japan.com
glut1 異常症患者会	グルコーストランスポーター 1 欠損症（異常症）の患者会サイト	http://www.geocities.jp/glut1_ds/
国際てんかん協会 （海外）	てんかんのある人のための国際組織	https://www.ibe-epilepsy.org

公的機関

厚生労働省		http://www.mhlw.go.jp
難病情報センター	指定難病の情報を提供	http://www.nanbyou.or.jp
小児慢性特定疾病 情報センター	小児慢性特定疾病に関する情報を掲載	http://www.shouman.jp
障害者情報ネットワーク	障害者による情報発信と情報交換のための支援とサービス	http://www.normanet.ne.jp

てんかんの学術団体

日本てんかん学会	てんかん学並びにこれと関連する学術の進歩向上を図ることを目的として、医師を中心として設立された学術団体 〒187-0031 東京都小平市小川東町4-6-15 TEL・FAX：042-345-2522	http://square.umin.ac.jp/jes/
日本小児神経学会	小児の神経疾患に携わる医師を中心とした学術団体 東京都新宿区余丁町 メディトピア抜弁天 5F TEL：03-3351-4125 FAX：03-3351-4067	https://www.childneuro.jp
日本神経学会	神経疾患の診療・研究にかかわる医師を中心とした学術団体 〒113-0034 東京都文京区湯島二丁目 31番21号 一丸ビル TEL：03-3815-1080 FAX：03-3815-1931	http://www.neurology-jp.org/
日本精神神経学会	精神疾患の診療・研究にかかわる医師を中心とした学術団体 〒113-0033 東京都文京区本郷2-38-4 本郷弓町ビル 5F	https://www.jspn.or.jp
日本てんかん外科学会	てんかん外科治療にかかわる医師を中心とした学術団体 〒329-0498 栃木県下野市薬師寺3311-1 自治医科大学脳神経外科 TEL：0285-58-7373 FAX：0285-44-5147	http://plaza.umin.ac.jp/~jess/
全国てんかんセンター協議会（JEPICA）	全国のてんかんセンターが連携・情報交換し、てんかんケアの普及をめざす団体 〒420-8688 静岡市葵区漆山886 静岡てんかん・神経医療センター内	http://epilepsycenter.jp/
国際抗てんかん連盟（海外）	てんかんの学術的な国際組織	http://www.ilae.org

てんかん情報サイト

JEPNET てんかんネットワーク	日本てんかん協会と連携したてんかん情報サイト	http://jepnet.jp/jepnet/
てんかん情報センター	てんかんにかかわる情報を掲載。静岡てんかん神経医療センターが運営	http://epilepsy-info.jp/
MOSES（日本）	MOSES, famoses に関する日本のサイト	http://mosesjapan.com
famoses（海外）	famoses に関するヨーロッパのサイト	http://www.famoses.de
MOSES（海外）	MOSES に関するヨーロッパのサイト	http://www.moses-schulung.de
ケトン食普及会	ケトン食（てんかん食）普及のための情報サイト	http://plaza.umin.ac.jp/~ketodiet/
希少てんかん登録システム	学術研究のための希少てんかん登録サイト	http://www.res-r.com
てんかん info	てんかんの情報サイト	http://www.tenkan.info/about/epilepsy/
てんかん for school	園・学校の先生方のためのてんかん情報サイト	http://www.tenkanfs.jp
epiサポ	成長に合わせたライフステージごとに日常生活をサポートするポイントを紹介	http://epilepsy-support.net

付　録

付録:2　文　献

雑　誌

波（日本てんかん協会）、月刊

ともしび（日本てんかん協会東京都支部）その他、各支部の機関誌・通信、多くは月刊

てんかん研究（日本てんかん学会）、年3回

Epilepsy & Seizure（日本てんかん学会）online

Epilepsy（和雑誌：メディカルレビュー社）、年2回

International Epilepsy News（国際てんかん協会）online

Epilepsia（国際抗てんかん連盟）

Epilepsia Open（国際抗てんかん連盟）online

Epileptic Disorders（国際抗てんかん連盟）online

Epigraph（国際抗てんかん連盟）online

てんかんの一般書

てんかん講座1～8　日本てんかん協会編	1982年～1986年
てんかんリハビリテーション研究1, 2, 3	1986年～1993年
てんかん制圧への行動計画　日本てんかん協会　ぶどう社	1986年
てんかん発作と保護帽　八木和一　日本てんかん協会	1988年
てんかんのQ&A　河合逸雄編　ミネルバ書房	1992年
難治てんかんの治療とケア　日本てんかん協会	1995年
知られざる万人の病てんかん　金澤 治　南山堂	1998年
新版いのちの輝き －在宅療育の手引き－ 横浜『難病児の在宅医療』を考える会　日本小児医事出版	1999年
100万人の仲間 －わかってください てんかんを－　日本てんかん協会	2000年
てんかんのQ&A：こんなこと聞いていいでしょうか 藤井正美他著　日本文化科学社	2001年
てんかんボランティアガイドブック　日本てんかん協会編	2001年
やさしいてんかんの自己管理　八木和一著　医薬ジャーナル社	2001年
患者・家族のためのQ&A　第4版　兼子 直他　ライフ・サイエンス	2001年
初級てんかんテキスト　日本てんかん協会編	2003年

てんかんボランティアガイドブック　日本てんかん協会	2003年
働きた〜い！ てんかんのある人の就労　八木和一　日本てんかん協会	2003年
働く生活の実現にむけて −使おう創ろう雇用支援−　日本てんかん協会	2003年
精神障害のある人が働き続けるために　日本てんかん協会	2004年
てんかんのリハビリテーション　久保田英幹編　日本てんかん協会	2005年
ひきつけ・けいれんは小児てんかんを疑え　金澤 治　講談社	2005年
「てんかん」のすべてがわかる本　河野暢明著　法研	2006年
子どもの危ないひきつけ・けいれん　金澤 治　講談社	2006年
発作があっても地域で自立したい　日本てんかん協会	2006年
てんかん発作 −こうすればだいじょうぶ−（DVD 付属）川崎淳著 日本てんかん協会	2008年
てんかんとともに働き暮らすために　日本てんかん協会	2008年
キーワードから読み解く　やさしいてんかんの本　山内俊雄著 日本てんかん協会	2009年
てんかん、こうしてなおそう −治療の原則−　久保田英幹著 日本てんかん協会	2009年
教師のためのてんかんＱ＆Ａ　久保田英幹・坂下茂　日本てんかん協会編	2009年
やさしいてんかんの本　山内俊雄著　保健同人社	2009年
はじめてのてんかんテキスト　大澤真木子他編　日本てんかん協会	2009年
MOSES ワークブック：てんかん学習プログラム　MOSES 企画委員会	2010年
ケトン食の本：奇跡の食事療法　丸山博監修　第一出版	2010年
てんかんと基礎疾患 −てんかんを合併しやすい、いろいろな病気− 永井利三郎著　日本てんかん協会	2011年
てんかんの天使たち 〜誰も知らないてんかんのはなし〜　海野美千代編 ベーテル舎	2012年
最新版 よくわかる てんかんのくすり　小国弘量著　日本てんかん協会	2012年
新てんかんテキスト：てんかんと向き合うための本　井上有史、池田仁編集 南江堂	2012年
てんかんのメンタルヘルス 〜キーワードは QOL 〜　なみセレクション vol.1 日本てんかん協会	2012年
てんかんの脳外科治療　なみセレクション vol.2　日本てんかん協会	2012年

クローズアップてんかん学会　なみセレクション vol.3　日本てんかん協会	2012年
てんかんの手術の正しい理解　三原忠紘著　南山堂	2013年
子どものけいれん・てんかん　奥村彰久・浜野晋一郎著　中山書店	2013年
すべてわかる こどものてんかん　皆川公夫著　日本てんかん協会	2014年
てんかんの生活指導ノート －生活の質を高めるためにすべきこと、してはいけないこと－　中山和彦編 金剛出版	2014年
知っておきたい「てんかんの発作」（DVD付属）　久保田有一著　アーク出版	2014年
てんかんと自動車運転　なみセレクション vol.4　日本てんかん協会	2014年
「てんかん」のことがよくわかる本　中里信和著　講談社	2015年
てんかんを持つ妊婦さんのための育児絵本　管るみ子監修 日本てんかん協会福島県支部	2015年
抗てんかん薬ポケットブック 第5版　日本てんかん協会編　三島信行監修 日本てんかん協会	2015年
てんかん白書 ～てんかん医療・研究のアクションプラン～ 日本てんかん学会編集　南江堂	2016年
はじめてのてんかんテキスト（改訂第3版）　大澤真木子他監修 日本てんかん協会	2016年
成人期てんかんの諸問題　大沼悌一編　ぶどう社	2016年
てんかんが怖くなくなる本　大槻泰介著　法研	2016年
てんかんの指定難病ガイド　厚労省研究班	2017年

✏ 体験報告

てんかんと私　日本てんかん協会	1985年
新・てんかんと私 －ひびけ、とどけ！34人の声－　日本てんかん協会編 萌文社	2004年
風のかくれんぼ ～てんかん黙示録～　永井瑞江　信濃毎日新聞社	2007年

子どものための本

てんかんとたたかうヨアキム　トーマス・ベルイマン　偕成社	1992年
まんが・たくまくん　日本てんかん協会編	1994年
てんかんある子どもたち　三宅捷太編　大月書店	1998年
てんかんと君（増補版）　ニール・ブキャナン　総合医学社	2000年
ふしぎだね?! てんかんのおともだち　原 仁編　ミネルヴァ書房	2008年
重症児ガール　ママとピョンちゃんの きのう きょう あした　福満美穂子編　ぶどう社	2015年
ぼくにもできるよ！　みやざき こゆる絵　日本てんかん協会監修　少年写真新聞社	2015年

✏️ ビデオ／DVD

てんかん発作の介助と観察　清野昌一　日本てんかん協会（ビデオとテキスト）	
おさむくんの世界　久郷敏明　日本てんかん協会（ビデオとテキスト）	1988年
てんかんの診断と治療　梶鎮夫　日本てんかん協会（ビデオとテキスト）	1989年
てんかんを持つ子どものくらし　伊東宗幸　日本てんかん協会（ビデオとテキスト）	1990年
てんかんと共に生きる　河合逸雄　日本てんかん協会（ビデオとテキスト）	1991年
てんかんの外科治療　清水弘之　日本てんかん協会（ビデオとテキスト）	1992年
てんかんの薬物治療　曽我孝志　日本てんかん協会（ビデオとテキスト）	1994年
なかまの輪　松 友了　日本てんかん協会（ビデオとテキスト）	1994年
てんかんの検査　大沼悌一　日本てんかん協会（ビデオとテキスト）	1995年
てんかんと教育　原 仁　日本てんかん協会（ビデオとテキスト）	1996年
てんかんのリハビリテーション　久保田英幹　日本てんかん協会 （ビデオとテキスト）	1996年
小児期の難治てんかん　岡 錬二　日本てんかん協会（ビデオとテキスト）	1998年
成人の難治てんかん　八木和一　日本てんかん協会（ビデオとテキスト）	1999年
発作があっても仕事がしたい　下川悦二　日本てんかん協会（ビデオとテキスト）	2000年
100万人の仲間 ～わかってくださいてんかんを～　八木和一監修 日本てんかん協会（ビデオとテキスト）	2000年
後遺症・合併症としてのてんかん　亀山茂樹　日本てんかん協会 （ビデオとテキスト）	2001年
てんかんの薬物療法　小国弘量　日本てんかん協会（ビデオとテキスト）	2002年
がんばれきよくん ～ぼくはてんかんなんだ～　日本てんかん協会（ビデオ）	2003年
てんかんの脳波検査　根来民子　日本てんかん協会（ビデオとテキスト）	2003年
てんかんと結婚・妊娠・出産　中根 文　日本てんかん協会（ビデオとテキスト）	2004年
小児のてんかん症候群皆川公夫　日本てんかん協会（ビデオとテキスト）	2006年
てんかんと就労 ～私は働きたい～　日本てんかん協会編（ビデオとテキスト）	2007年
てんかんと療育　三宅捷太　日本てんかん協会（ビデオとテキスト）	2010年
てんかん発作 ～こうすればだいじょうぶ～　川崎 淳（DVDとテキスト） 日本てんかん協会	2014年

✏ てんかんの専門書

てんかんリハビリテーション　秋元波留夫、大沼悌一監訳　創造出版	1980年
てんかん論集　秋元波留夫著　ぶどう社	1989年
てんかんと妊娠・出産　福島裕・兼子直編　岩崎学術出版	1993年
てんかんの外科治療　堀智勝著　創風社	1994年
てんかん　秋元波留夫著　日本文化科学社	1995年
てんかん症候群　清野昌一、大田原俊輔編　医学書院	1998年
いのちの輝き －在宅療育の手引き－　横浜「難病児の在宅医療」を考える会編　日本小児医事出版	1999年
特別支援教育のための精神神経医学　杉山登志郎・原 仁著　学習研究社	2003年
脳を守るためのてんかん手術　清水弘之著　日本文化科学社	2005年
神経疾患をもつ小児に対する予防接種ガイドブック　栗屋他著　診断と治療社	2007年
難治てんかんの外科治療　大槻・三原・亀山・馬場編　診断と治療社	2007年
アトラス てんかんの発作間欠期・発作時脳波を読む　高橋幸利編　診断と治療社	2007年
外科てんかん学入門：脳の働きをうかがい知る　三原忠紘、松田一巳著　創造出版	2008年
てんかん診療ガイドライン　日本神経学会他編　医学書院	2010年
てんかん学ハンドブック　兼本浩祐著　医学書院	2012年
小児てんかん診療マニュアル 第2版　高橋幸利編　診断と治療社	2012年
希少難治てんかん診療マニュアル　大槻泰介他編　診断と治療社	2013年
てんかん専門医ガイドブック　日本てんかん学会編　診断と治療社	2014年
てんかん症候群（第5版）（DVD付き）　井上有史監訳　中山書店	2014年
"てんかんが苦手"な医師のための問診・治療ガイドブック　小出泰道著　医薬ジャーナル社	2014年
臨床てんかん学　兼本・丸・小国・池田・川合編　医学書院	2015年
ねころんで読めるてんかん診療　中里信和編　メディカ出版	2016年
てんかん診療 はじめの一歩　榎日出夫著　中外医学社	2016年
てんかんの診かた　兼子直著　新興医学出版社	2016年
新規抗てんかん薬マスターブック　高橋幸利編　診断と治療社	2017年
はじめてのてんかん・けいれん診療　小出泰道編　日本医事新報社	2017年
稀少てんかんの診療指標　日本てんかん学会編　診断と治療社	2017年

稀少てんかんの診療指標　日本てんかん学会編　診断と治療社	2017年
てんかんフロンティア　未来への New Trend　鶴 紀子他著　新興医学出版社	2017年
てんかん診療ガイドライン　日本神経学会他編　医学書院	2018年
てんかん支援 Q & A　谷口・西田・廣實　医歯薬出版	2018年

その他の情報と支援

第 6 章の「さまざまな社会的援助」を参照

付録:3　用語集

遺伝学	遺伝や遺伝子に関する学問。
陰性ミオクローヌス	筋の緊張喪失ではじまる短い筋れん縮（短い筋緊張の喪失）。
MRI	核磁気共鳴断層撮影、核磁気共鳴画像法。脳（や他の器官）の3次元の断層像を得ることができる。
解離性発作	症状がてんかん発作に似る非てんかん発作（心因性発作、「心に由来する発作」）。
過呼吸	運動することなく深い呼吸をすると、血液中の酸塩基濃度が変化する。脳波で検査法として行われる。ある特定の発作型（例：欠神）が検出されやすい。
活動電位	神経細胞の興奮伝導におけるインパルス。
間代	一つの筋肉あるいは多くの筋群が律動的にれん縮すること。
鑑別診断	（例えば）てんかんに似た症状を示す疾患からてんかんを絞り込むこと。
機会発作	急性の原因（発熱、低血糖、酸素欠乏、重度の頭部外傷など）で誘発されるてんかん発作。
既視体験	想起の錯誤。いま体験していることが、以前にも体験したり見たことがあるように思う。
強直	発作中にみられる突然の持続性の筋緊張。
禁忌	適応がないこと。本来適応のある処置が禁止される状況（例えば年齢、特定の病気など）。
薬箱	薬をセットしておく箱（1日用、1週間用など）。規則的な薬の服用の助けになる。
経頬投与、薬物	薬を頬の内側に投与する。
計算障害	計算や数の操作に関する選択的障害。
月経	女性器からの規則的な出血、生理。
欠神発作	短時間意識を喪失する全般発作。倒れたり、他の運動症状を伴うことはない。
血中濃度	血液中の薬物の量。
ケトン食	特定の代謝疾患や、薬物で十分にコントロールできないてんかんで治療として導入される糖・炭水化物が少なく脂質の多い食事（てんかん食）。
言語療法	噛んだり飲み込んだりするのが困難な人や、発声や発語に障害のある人の診断、治療、相談を行う。
痙性	神経系の損傷による筋緊張の亢進。

健忘	記憶の欠損（想起の欠損）。
抗てんかん薬	てんかん発作の治療に使われる薬。
コンピュータ断層撮影（CT）	コンピュータによりある器官の多くの断面写真が撮れるようにした特殊な（放射線量の少ない）レントゲン検査。例えば脳の CT 検査により、腫瘍、出血、奇形などの脳実質の病変がわかる。ただ、MRI ほど正確にはわからない。
コンプライアンス	診断や治療処置（例えば薬の服用）に患者が協力すること、その信頼性。
作業療法	制限されたあるいは失われた能力（微細運動、粗大運動、作業立案、耐久力、集中力など）の改善・補完のための治療、リハビリテーション。
坐薬	肛門などに挿入して使用する固形の外用剤。
失神	短い意識喪失を伴う気絶（血圧低下や心律動障害による）。
シナプス	一つの神経細胞から次へ、あるいは神経細胞から筋細胞へ興奮を伝導する切り替え点。
視野狭窄	視野（目を動かさないで見える空間）がある一定の方向で小さくなる、あるいは全方向で狭くなる（筒状に）。
症候性てんかん	病気や脳損傷の結果生じたてんかん。
焦点	てんかん発作が起始する脳の限局した部位（脳波焦点：ある部位に認められる脳波変化）。
焦点発作	脳のある限局した部分にはじまる発作。
憤怒けいれん	小さな子どもに、痛みや怒りなどのあとに現れる発作。激しい叫びと息止めを伴う。
神経心理学	ある脳領域とある認知機能ないし行動様式の機能的な関連を追求し、種々の脳部位の働きを研究する専門分野。
神経伝達物質	神経細胞の情報伝達にかかわる化学物質。
神経皮膚炎	幼少児期にはじまることの多い炎症性の皮膚疾患。アレルギー反応による。
侵襲的検査	身体への侵入を必要とする検査方法。
診断	病気を認識し、名称をつけること。
髄膜炎	さまざまな原因による脳髄膜の炎症。
潜因性てんかん	原因が想定されるが、まだ証明されていないてんかん。
遷延する発作	普段になく長くつづく発作。

前兆	患者に体験される発作の始まり。例えば、不安感、胃部からこみあげてくる表現の難しい感覚（暖かい、締め付けるような吐き気のような感覚）、あるいは身体の一部分のしびれ感（「蟻走感」）など。前兆は予兆とも言われ、すでに発作のはじまりである。単純焦点発作に属する。
前兆、嗅覚性	発作症状の最初に現れる嗅覚の変化、たいていは不快である。
前兆、視覚性	発作症状の最初にみられる視覚や視印象の変化（閃光、多彩な点、トンネル視など）。
前兆、上腹部	発作症状の最初にみられる胃のあたりから頭まで上行する感覚（焼けるような、圧迫するような、しばしば表現しがたい）。
前兆、精神性	発作症状の最初にみられる思考や感情、不安が多い、希に幸福感。
前兆、体性感覚性	発作症状の最初にみられる特定の身体部位の身体感覚の変化（むずむず感、しびれ感）。
前兆、聴覚性	発作症状の最初にみられる音の知覚（音の強さ、音色、メロディの変化）。
前兆、味覚性	発作症状の最初にみられる味覚、たいていは不快（苦い、金属質）。
全般発作	最初から脳の両側が発作活動に巻き込まれる発作。
相互作用	相互に影響しあうこと。例えば複数の薬の間でみられる。
双方向性	情報（知識や経験）の伝達が一方向ではなく、受け手も送り手になること。
耐性の発現	時間と共に薬の効力や副作用が消退していくこと。
大発作	転倒と意識消失を伴う全般発作（全般性強直間代発作と同義）。
単一光子放射断層撮影（SPECT）	弱い放射性物質で脳血流量あるいは神経受容体量を測定する検査。カラーの脳画像でみる。
単剤治療	一種類の薬で治療すること。
チック	意識が保たれたまま繰り返し現れる制御できない筋れん縮あるいはその他の運動現象（例：まばたき、口角のひきつれ、咳払いなど）
適応	ある医学的行為を行う根拠ないし必要性。
電極	電気活動を誘導するための測定部品。例えば脳波の場合には頭皮上に置く。
てんかん	明らかな誘因（例：熱）なくてんかん発作が反復して生じる病態。
てんかん外科	てんかんの脳外科治療。発作の源と想定された脳組織を除去したり、経路を遮断する。

てんかん重積状態	30分以上続くてんかん発作、あるいは、短い間隔で頻回に反復するてんかん発作で、この間、患者は完全に回復しない。てんかん重積状態は（けいれん重積は5分以上続くと）緊急の医学的処置を必要とする。
てんかん症候群	病気のさまざまな徴候を一つの病像にまとめたもの。
特発性てんかん	主として素因的に規定された発作準備性の亢進によるてんかん。素因性てんかんともいう。
読字障害	読むことの選択的障害。
二次性全般化発作	発作活動が発作の経過のなかで脳全体に伝播して行った焦点発作。
認知の発達	思考、学習、関連の理解、問題解決の能力の発達。
脳炎	さまざまな原因による脳の炎症。
脳波（EEG）	脳の神経細胞群の電気活動（興奮の変動）を記録する検査法。通常は頭皮上に置いた電極から記録する。
脳波フィードバック	脳波で記録される脳の興奮の揺れの変化を視覚的あるいは聴覚的に再調整すること。
バイオフィードバック	身体機能を視覚的あるいは聴覚的に再調整すること（脳波フィードバックも参照）。
半減期	ある薬の血中濃度が当初の半分の値に低下するまでの時間。
反射てんかん	発作が特定の刺激（例：点滅光）で誘発されるてんかん。
光過敏性	点滅光により典型的なてんかん性活動が誘発されること。
光刺激	律動的な光の刺激。脳波検査中に行われ、この刺激に対する神経細胞の感受性の亢進を調べる（光過敏性を参照）。
皮質異形成	脳皮質の形成過程で生じた異常。
病歴	病気の歴史（例えば、発作の記述）。
付加投与	現在服用中の薬に別の薬を追加して投与すること。
複雑焦点（部分）発作	意識が障害される焦点発作。反応性が部分的に保たれ、常同的で意味のない行動（例えば、いじるような運動、咀嚼運動、舌なめずり）がしばしばみられる。
分子遺伝学的検査	遺伝学的に規定されたてんかんを疑って行われる血液などの検査。
分類	分けること（例えばてんかん発作）。
併用療法	2種類以上の薬物で同時に治療すること。
発作性	発作前、発作中、発作後がある。発作と発作の間の期間を発作間欠期という。

発作、てんかん性	時間的に限られた脳機能障害の徴候。
発作の減少	発作の間隔が、これまでの最長の2倍以上になったとき。
発作の自己コントロール	特に発作の誘因や発作の促進因との関係に注目し、前兆から発作に移行するのを対抗手段によって中断しようとする精神療法（行動療法）的手法。
発作の消失	最後の発作からの時間が、これまで最も長く発作がなかった期間の3倍以上になったとき。
ミオクロニー	短い不随意の筋れん縮、単発あるいはシリーズで生じうる。
迷走神経刺激	薬物および切除外科治療でうまく治療できないてんかんで行われる治療法。小さな刺激装置で迷走神経へ（そこから脳へ）電気インパルスが送られる。
モジュール	システムを構成する要素となるもの、まとまりのある機能を持った部分。
薬物抵抗性（治療抵抗性）	いくつかの抗てんかん薬による系統的な治療にもかかわらずてんかん発作が現れる状態。
腰椎穿刺	髄液を抜き取って検査するために行う。
陽電子放射断層撮影（PET）	素粒子を短時間放射して脳代謝を測定する装置。カラーの脳画像でみる。
用量	薬の服用量。
予後	病気の経過についての科学に基づいた予想。治療予後とは、特定の治療による改善／治癒のチャンス。

famoses ワークブック

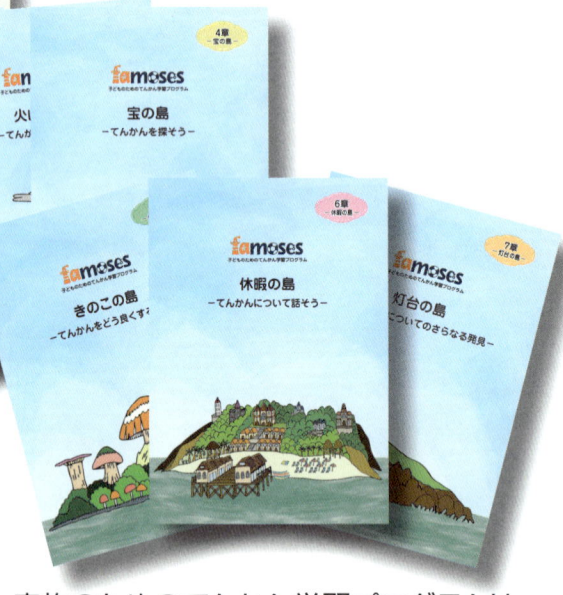

本書と連動した子どものための「てんかんワークブック」

子ども達

6つの島をめぐる学びの冒険

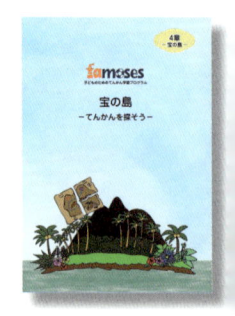

4章 ―宝の島―
てんかんを探そう

famoses（ファモーゼス）― 家族のためのてんかん学習プログラムは、①親と家族のためのてんかん学習プログラム、②子どものためのてんかん学習プログラムの二つからなります。本プログラムの目的は、知識や情報の提供のみならず、家族が日常の中で病気と向き合うことを助け、さまざまな困難に直面しても適切に対処できるよう支援することにあります。子どものためのてんかんワークブックは、子どもご自身がてんかんについてを学んでいただけるワークブックです。

「てんかんワー

ご購入方法

お 願 い

仲間やトレーナーと一緒にてんかんについて学びます。

子どものためのてんかん学習プログラム

は船乗りになっててんかんを探検する旅に出ます

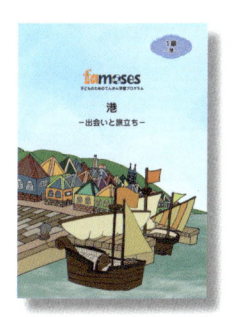

1章 ―港―
出会いと旅立ち

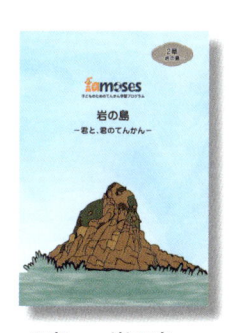

2章 ―岩の島―
君と、君のてんかん

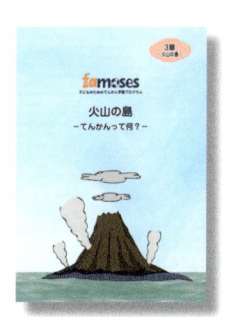

3章 ―火山の島―
てんかんって何？

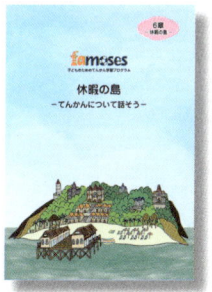

5章 ―きのこの島―
てんかんをどう良くする？

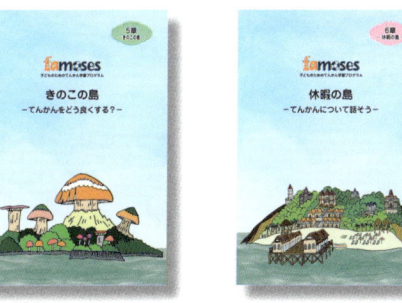

6章 ―休暇の島―
てんかんについて話そう

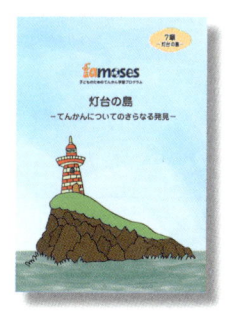

7章 ―灯台の島―
てんかんについての
さらなる発見

famoses 子どものための てんかん学習プログラムとは…

てんかんのある子どもの学習プログラムは、7つのコースで構成されており、学習の進行に沿って進むよう作られています。6つの島をめぐるバーチャルな航海を通じて、それぞれの島＝個々のテーマを冒険することで、てんかんに関する様々な事象を学び、発見し、感じ取ることのできるワークブックです。
親と家族のためのてんかん学習プログラムとも連動しており、ご家族ご一緒にてんかんに向き合うことができます。

❶〜❼巻 1 セット

定価 本体 2,500円 ＋税

冊子サイズ A4 判　中綴じ製本
別途送料が必要です。詳しくは下記サイトのご購入方法をご覧ください。

クブック」は、インターネット通販でお求めいただけます。

子ども用「てんかんワークブック」は、下記インターネットサイトよりお買い求めいただけます。インターネット環境のあるパソコンやスマホで URL を入力し、サイト内よりご購入ください。お支払方法や送料、その他注意事項等につきましては同サイト内の説明をご覧ください。またヒューマンプレスのトップページからも検索できます。

URL　https://human-press.jp/book_19.html

【famoses ワークブック―親と家族のためのてんかん学習プログラム】は、書店でもお求めいただけますが、7冊からなる【famoses ワークブック子どものためのてんかん学習プログラム】は、上記のインターネット通販のみの販売となります。予めご了承ください。

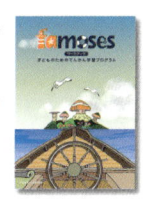

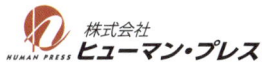

お問合せ先　株式会社 ヒューマン・プレス

株式会社ヒューマン・プレス
神奈川県横浜市戸塚区川上町 167-1 サバービア B-3F
TEL：045-410-8792　FAX：045-410-8793
メールアドレス　info @ human-press.jp

監 修

MOSES企画委員会〈日本てんかん学会・日本てんかん協会〉〈もーぜすきかくいいんかい〉

翻 訳

井上 有史（いのうえ ゆうし）

西田 拓司（にしだ たくじ）

山﨑 美鈴（やまざき みすず）

デザイン・イラスト・装丁

髙橋 輝（たかはし ひかる）

famoses ワークブック

親と家族のためのてんかん学習プログラム

発　　　行　2018 年 9 月 30 日　第 1 版第 1 刷©
監　　　修　MOSES企画委員会
翻　　　訳　井上有史・西田拓司・山﨑美鈴
イラスト　髙橋　輝
発　行　者　濱田亮宏
発　行　所　株式会社ヒューマン・プレス
　　　　　　〒244-0805　神奈川県横浜市戸塚区川上町167-1
　　　　　　TEL 045-410-8792　FAX 045-410-8793
　　　　　　https://www.human-press.jp/
印　刷　所　日興美術株式会社